U0353136

Topbook 饕书客

文字烛照未来

吞噬危机 II

人类对决
天花、鼠疫、黄热病

王哲（京虎子）

著

陕西新华出版传媒集团
陕西人民出版社

饕书客

图书在版编目（CIP）数据

吞噬危机. 人类对决天花、鼠疫、黄热病 / 王哲著.
—西安：陕西人民出版社，2022.6
ISBN 978-7-224-14477-2

Ⅰ. ①吞… Ⅱ. ① 王… Ⅲ. ①医学史—世界—普及读物 ②瘟疫—医学史—世界—普及读物 Ⅳ. ①R-091 ②R51-091

中国版本图书馆 CIP 数据核字（2022）第 045315 号

出 品 人：赵小峰
总 策 划：刘景巍
出版统筹：关 宁 韩 琳
策划编辑：王 倩 王 凌
责任编辑：张启阳
装帧设计：哲 峰

吞噬危机——人类对决天花、鼠疫、黄热病

作　　者　王　哲
出版发行　陕西新华出版传媒集团　陕西人民出版社
　　　　　（西安市北大街 147 号　邮编：710003）
印　　刷　陕西隆昌印刷有限公司
开　　本　880 毫米 × 1230 毫米　1/32
印　　张　6.875
字　　数　155 千字
版　　次　2022 年 6 月第 1 版
印　　次　2022 年 6 月第 1 次印刷
书　　号　ISBN 978-7-224-14477-2
定　　价　48.00 元

如有印装质量问题，请与本社联系调换。电话 029－87205094

写在前边的话

王　哲

《吞噬危机》第一版的丛书名叫《微战争》。

2014年初版的时候，我也没想到，不过数年，全球便陷入了一场"微战争"。这场人类与新型冠状病毒之间的战争持续至今，人类免疫力、现代医学的疫苗和药物与变异病毒之间，坚盾与利剑，几度攻守易位。作为当事者的我们，受当局者迷的局限。而在几百年后的人们眼中，它会是一场史诗级别的战争，如同这套丛书中描写的那些往事。

我不止一次说过，人类并没有走出瘟疫时代，这场新冠肺炎疫情就是强有力的证明。这次疫情终会结束，但还会有新的疫情发生。下一场疫情或许在几十年、十几年，甚至几年之后爆发。不确定的不是会不会爆发疫情，而是会爆发何种疫情，疫情会发展到何等程度。

过去两年的种种，对我们来说是特殊的经历。我们看到了微生物的变化莫测和强大的破坏力，看到了现代医学超强的应变能力，看到了疫情阴影之下的各色世相，更看到了人类在对抗微生物时，远远没有形成一个整体，很多事情只是历史重现。

瘟疫的传播史在历史研究领域较为冷门。但这场新冠肺炎疫情足以证明，瘟疫会改变历史的方向与进程。若干年后，当人类能够客观地评论这场疫情时，批评将会远远多于赞美。

在这场疫情之前，我们曾经天真地认为，人类与瘟疫对抗的历史会提供诸多经验和教训，从而避免悲剧的再次发生，然而事实证明，并没有。从这个角度考虑，重新回顾这段历史非常必要。这是再版这套图书的初衷。我也希望下次再版时，能够增加一些关于新型冠状病毒的内容。是为记。

目 录

CONTENTS

PLAGUE

鼠 疫
——

* * *

SMALLPOX

天　花

———

PLAGUE

鼠　疫

01 Plague 的词义转换

2011 年，一群科学家来到伦敦，公然把一座埋葬着死于 1348 年到 1351 年之间的死者的墓地挖开，把死者那些未腐烂的牙齿拿走，回到实验室里用现代分子生物学技术对牙齿里残留的细菌进行脱氧核糖核酸（DNA）序列分析，然后和基因库里已知的同一细菌菌株的 DNA 序列进行比较。研究结果表明，从墓地里死者牙齿中获得的 660 年前的菌株的 DNA 和所有已知菌株的 DNA 都不一样，由此证明这个 660 年前的古老菌株已经灭绝了。

这一株细菌是鼠疫杆菌的一种。杆菌是其形状为杆状或者类似杆状的细菌，呈球形或者类似球形的细菌叫球菌，呈弧形或者逗点状的细菌叫弧菌。这种根据细菌形状做的分类并没有太大的意义，关键是细菌二字前面的那个词，代表这类细菌会造成什么后果，结核杆菌是引起结核病的细菌，肺炎球菌会引起肺炎，霍乱弧菌则导致霍乱，顾名思义，鼠疫杆菌是造成鼠疫的细菌。

鼠疫这个名词是明清时中医提出的疾病名称，这个名称把这种烈性传染病和老鼠联系了起来。清代诗人师道南写过一首《死鼠行》形容这种联系："东死鼠，西死鼠，人见死鼠如目虎。鼠死不几日，人死如圻堵"，说明当时的人们一看见到处是死老鼠时，就知道又有大疫

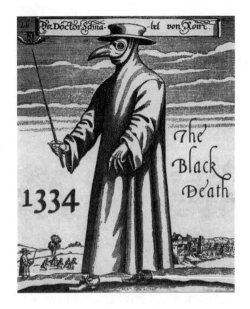

鼠疫这个名词是明清时中医提出的疾病名称，西方医学进入中国后，采取就地取材的办法，尽可能地借用中医的名称，于是西方医学中的名词 Plague 就被翻译成了"鼠疫"。

出现了。

　　当西方医学进入中国后，采取就地取材的办法，尽可能地借用中医的名称，于是西方医学中的名词 Plague 就被翻译成鼠疫。可是如果查字典的话，Plague 却被释为瘟疫，现在还有很多的翻译文章将 Plague 译成瘟疫，瘟疫来瘟疫去，让人不知道指的是哪一种传染病。造成这种错误的原因是翻译者不清楚传染病的流行史。Plague 这个词原先指老鼠或昆虫等肆虐造成的灾害，后来就专指鼠疫了，因为从 1347 年开始，暴发了一场为期三年的大瘟疫，以欧洲为中心，蔓延到世界很多地方，仅仅欧洲就死了将近一半的人，其后这种病又断断续续地在欧洲流行了 200 年之久。这场大瘟疫就是著名的黑死病，也就是我们现在说的鼠疫。

黑死病究竟有多可怕，我们在后面的章节里还要长篇累牍地叙述，这里先举两个例子。一个是，黑死病流行期间，欧洲人的平均寿命为20岁，而不属于现代人的北京猿人还能平均活到15岁，这是因为黑死病杀死的人中包括很多儿童，一下子把平均寿命拉了下来。另一个是黑死病大流行之后100年，英国的一所学校给学生们留了一个作业：请把下面的句子翻译成拉丁文，"昨天一个老屋子的房顶掉了下来，几乎砸在我身上。"对于当时的学生们来说，这个题目并不古怪，因为黑死病暴发之后欧洲劳动力非常缺乏，到处都是年久失修的房子，房顶掉下来的事情经常发生。

然而自此以后，历史上再没有出现过如此凶猛、在短期内杀死这么多人的细菌性传染病，所以有观点认为黑死病不一定是鼠疫。因为鼠疫杆菌还在自然界存在着，黑死病之后也流行过很多次鼠疫，但都没有达到黑死病的恐怖水平。

开篇说的那个科学研究正是要解决这个问题，伦敦的那个墓地里埋葬的就是死于黑死病大流行期间的病人。科学家从病人的牙齿上找到鼠疫杆菌，证明当时流行的确实是鼠疫，但这株鼠疫杆菌和其他已知的和现存的鼠疫杆菌有明显区别，表明这株鼠疫杆菌在历史上的某个时间全部灭绝了，这就解释了为什么黑死病消失之后，再没有出现过类似的烈性流行鼠疫。这个研究解决了一个疑问，但并没有解决所有的疑问，比如它没有深入地探讨这株鼠疫杆菌是骤然消失，还是渐渐灭绝的。关于鼠疫，关于黑死病，还有很多未解之谜。

02　鼠疫之源

通常情况下我们对鼠疫这一概念的理解是不准确的。老鼠的确会得鼠疫，但鼠疫并不会由老鼠直接传染给人，老鼠也不是鼠疫的源头。说到鼠疫的源头，要从一位在中国家喻户晓的意大利人说起，他的名字叫马可·波罗。

1273 年，马可·波罗在去中国的途中，艰难跋涉在戈壁。突然，他停下脚步，大喊起来：Pharaoh，Pharaoh，Pharaoh。

他眼前是一眼望不到边的大草原，草原上有数不清的洞穴，钻来钻去的都是 Pharaoh。Pharaoh 是一个中世纪的名词，指的是一种叫 Tarabagan 的啮齿类动物，这种动物中文大名叫旱獭，小名叫土拨鼠。旱獭有很多种，Tarabagan 指的是生活在中国、俄罗斯和蒙古等国的蒙古旱獭。

数不清的旱獭直立在草原上，看着马可·波罗这位不速之客。

这些旱獭才是鼠疫的真正源头。

03 地球也会得传染病

马可·波罗并不是 1273 年离开家乡的唯一一个威尼斯人，就在他前往中国的同时，还有其他威尼斯人也背井离乡，同样由西往东而来，经地中海一直航行到了克里米亚半岛。只不过他们没有像马可·波罗那样继续东进，而是逆亚速海而上，在岛尽端的塔那上岸，建立了一个殖民地。与此同时，威尼斯的邻居、哥伦布的乡亲热那亚人也来到克里米亚半岛，在卡法建立殖民地。意大利两个城邦在克里米亚半岛相继建成，遥相呼应。

威尼斯和热那亚这两个意大利半岛北部城邦为了争夺地中海的贸易权成了宿敌，经常兵戎相见，马可·波罗就因为参加威尼斯和热那亚之间的战争而成了战俘，被关进热那亚城的监狱，在牢房里百无聊赖才半真半假地写出在东方的经历，也就是那本著名的游记。

威尼斯人去了克里米亚半岛，热那亚人当然不甘落后，双方脚跟刚站稳就兵戎相见，最终热那亚人赶跑了威尼斯人，占据了整个地区。可克里米亚半岛不像北美大陆那样只游荡着印第安人，卡法原是一座希腊古城，后毁于匈奴人之手，在热那亚人到来之前的八九百年间是一个默默无闻的小渔村，但这片土地是有主的，而且它的主人不是一般的土王，而是鼎鼎大名的金帐汗。

　　金帐汗国的开国君主是成吉思汗的长孙拔都，蒙古帝国的官三代。按照蒙古习俗，家业不是传嫡传长，而是留给幼子，因此长门的拔都到俄罗斯打天下，幼系的忽必烈守着东方的家业。

　　正应了那句"富不过三代"的话，蒙古帝国扩张到第三代就到顶峰了。蒙古帝国是人类历史上的一个怪胎，它的出现仿佛就是为了破坏现有的一切，在破坏完毕后，就退出了历史舞台。但是如果从环球视野、从万物相互联系的角度来看，蒙古帝国的出现并不偶然，在它的背后有一股无形的推动力量。

　　1200年，蒙古各部落不再向金朝进贡，经过几年血腥的争夺，1206年，铁木真统一蒙古，在斡难河继蒙古大汗之位，号"成吉思汗"。13年后，蒙古西征。蒙古草原上这股骤然爆发出来的能量和民族大迁移一样，颠覆了整个世界，无论是中国、伊斯兰世界还是基督教世界，统统在这股蒙古狂飙下彻底地改变了。

　　因为蒙古，世界历史在公元1200年走向了另外一个方向。

　　在科学上有一个大生命的概念，就是把地球和其他星球也看成生命，因为地球也有诞生，也会老去，也会毁灭，只不过这个生命的周期要用亿年来计算。既然是生命，就会生病。在黑死病暴发之前，地球就处于生病的状态，它的病是由于人口增长导致的环境破坏。

　　让我们把地球拟人化一下。人会生病，尤其是被细菌感染后，局部会出现病灶，那里的有害细菌大量繁殖，如果不及时治疗，细菌就会跑到身体的其他部位，引起多部位或者全身性的感染。所以一旦出现细菌感染，就必须在感染严重到威胁生命之前，采取各种手段把病灶消除，同时进行整体性的抗菌治疗。

　　1200年的地球就相当于一个被细菌感染的人，感染的病灶有两个，其一是欧洲。公元 750 年到 800 年开始，欧洲进入一个相对温暖的时期。温暖的气候使得欧洲的田地变成良田，到了 11 世纪和 12 世纪，欧洲的粮食产量大幅度上升，比罗马帝国末期增加了一倍。农业技术也有了长足的进步，欧洲人的生活水平获得很大的改善，一个直接结果就是婴儿潮。从 1000 年到 1250 年，欧洲各国人口普遍增加了 1～3 倍。公元 700 年时，欧洲只有 2500 万人，到 1300 年就达到 7500 万到 1 亿之间。其中法国人口从 500 万增长到 1600 万到 2400 万之间，英国人口从 150 万增长到 500 到 700 万，德国人口从 300 万增长到 1200 万，意大利人口从 500 万增长到 1000 万。1300 年的欧洲各国，人口增长到前所未有的数量。人口的增长导致大城市的出现，公元 800 年时欧洲没有人口超过 2 万的城市，而到 1300 年仅巴黎就有 21 万人，人口超过 10 万的城市还有米兰、伦敦、佛罗伦萨等。农村的人口也快速膨胀着，结果森林面积开始急速下降，欧洲的生态环境迅速恶化。

另外一个病灶在中国。当时的中国，在没有美洲那些高产作物传入之前，对人口的承受能力是极其有限的，一旦超过某个极限，就会出现瘟疫或者战乱，导致人口大幅度下降，周而复始。

战国时期，由于农业水平的提高，各诸侯国的总人口超过了 2000 万。秦灭六国导致人口下降，秦统一六国之后，全国人口又超过 2000 万。秦末的战争导致人口严重下降，西汉初期全国人口在 1500 万左右。到了西汉末年，全国人口将近 6000 万，超过了土地承受的极限。又一场战乱之后，东汉初，全国人口为 2800 万，到东汉末，全国人口达 5800 万，又一次到了上限。三国归晋，全国人口只剩下 1600 万，不到东汉末年时的三分之一。其后到隋朝，人口达到 4600 万。经过战乱和瘟疫后，到唐太宗时人口为 1200 万，勉强超过隋朝时的四分之一。盛唐时全国人口 5200 万，又一次达到上限，经过"安史之乱"等，唐末人口只剩 2000 万，这个数字一直维持到了宋初。

从北宋开始，和欧洲的情况一样，中国的人口开始快速增长，到北宋末年超过 1 亿，经过一场战乱，人口总数短暂下降，南宋后又恢复到上亿水平。到 1200 年，中国的总人口达到 1.23 亿，比之前历史最高水平高出一倍。虽然疆域扩大了，土地开垦得多了，但这些都不足以长期养活了一倍的人口。和欧洲一样，中国的生态环境也在迅速恶化。

感染严重成这样，地球会怎么办？

办法有两种，一是开刀，把感染部位切开，把腐烂的组织切除，脓水清理干净，让空气杀死造成坏疽的细菌，进行局部消毒等；二是用药，服用药物来杀死细菌。

地球先采取开刀的办法，这把刀就是蒙古弯刀。

在中国人口达到历史顶峰的时候，蒙古吞金灭宋，到 1290 年，中国的人口约为 7500 万，比全盛时减少了 5000 万。

从全球范围来看，1236 年，以拔都为统帅，蒙古诸王率 15 万大军再次西征，一路横扫，直到匈牙利。这次西征奠定了金帐汗国的基业。蒙古军队素来肆意杀戮，所过之处，几乎成了无人区。在征服俄罗斯后，大破波兰及日耳曼联军于利格尼兹。1241 年 4 月 9 日，蒙古大军再破欧洲联军并擒杀统帅亨利二世，兵临维也纳城下。整个西欧已经无力抵抗蒙古雄师。就在这时，大汗窝阔台的死讯传来，拔都回军，西欧才免去了被征服的厄运。

窝阔台死后，蒙古人很快再度出征，1258 年，伊斯兰世界的中心巴格达被蒙古人攻陷，这场浩劫大幅度减少了中东地区的人口。

蒙古西征，中亚地区几乎成了无人区，中亚和中东的人口为之一减，但是欧洲尤其是西欧的人口数量并没有减少。地球全身的感染只是得到了抑制和缓解，局部感染病灶并没有完全消除，病情还是很严重，在这种情况下，地球只好采取另外一招，也是最后的办法：用药。

这剂药就是黑死病。

04 再小的事也可能改变历史

一度，欧洲的人口繁荣造成贸易的繁荣，特别是地中海的商业活动非常活跃，意大利人扮演着欧洲商人的角色。但是由于东西商路被穆斯林控制着，欧洲人从阿拉伯中间人那里买东方货物要多付 300% 的钱，这样一来，欧洲的财富持续不断地流入伊斯兰世界，让基督徒们对穆斯林恨之入骨。蒙古西征，使东西贸易之路上的穆斯林大大减少，从而降低了欧亚之间的贸易成本。加上蒙古人鼓励贸易，所以意大利人得以途经里海，到达地中海。

经地中海航行到了克里米亚半岛的热那亚人打跑了威尼斯人后，恭恭敬敬地从大汗那里要来卡法这块土地，建立贸易殖民地，垄断了黑海贸易。不仅贩卖丝绸皮毛等货物，还贩卖奴隶，因为大骨架的乌克兰奴隶在欧洲和中东非常受欢迎。没想到却因此触怒了脱脱汗，人都被当奴隶卖了，汗国军队的质量快速下降，脱脱一怒之下于 1307 年兵临卡法，次年热那亚人守不住了，焚烧城市后逃回意大利，直到 1312 年脱脱死后，热那亚人才重回克里米亚，再次建起了卡法城。

又过了几十年，卡法成为中世纪发展最快的城市，七八万操着不同语言的人挤在狭窄的道路上，整个城市如同一个大集市，港口停泊的船只通常达 200 多艘。从卡法进亚速海，来到塔那，然后走陆路，可以直通北京，这条路就是蒙古西征而新开拓的北商路。

卡法和塔那虽然是基督徒的地盘，但宗教信仰归宗教信仰，生意归生意，很多穆斯林商人也住在这里，时间长了难免会发生冲突。1343年在塔那，意大利商人和穆斯林商人之间因为很小的事发生口角，从相互推搡到饱以老拳，进而衍化成一场大规模的打斗，突然刀光一闪，一位穆斯林倒地身亡。

殖民地当局当然偏袒自己人，穆斯林也只好忍气吞声。就在热那亚人以为这次冲突又能大事化小的时候，一支蒙古大军兵临塔那，自称是穆斯林保护人的大汗札尼别要求惩办凶手，被殖民地拒绝后挥军进入塔那，以寡敌众的意大利人并没有溃逃，而是且战且退地进入卡法，倚仗坚固的城墙和蒙古人死战。

蒙古人用武力征服了世界，却被各种宗教征服了心灵。蒙古人在宗教信仰上采取拿来主义，无论是佛教、天主教还是伊斯兰教，统统都相信。即便是信仰伊斯兰教的可汗在位，对基督教也很宽容。但是一股狂热的伊斯兰化浪潮正在兴起，金帐汗国也不例外。塔那的冲突给了信仰伊斯兰教的札尼别汗一个很好的借口，不仅企图将基督教势力彻底赶出克里米亚，甚至想要进军西欧。在他眼中，以金帐汗国之实力，踏平一个小小的热那亚殖民点应该和几十年前一样容易。

身着黑色战袍的蒙古军队从四面八方如黑云一样涌向卡法，将城墙围得水泄不通。热那亚人除了坚固的城墙外，还有靠海的便利，而且此时的蒙古大军已经不是西征时那无坚不摧的钢刀了。欧洲人也不像西征路上那些伊斯兰国家，长期以来欧洲人的战争模式就是围城和守城，根本不习惯野战。40年前的教训让热那亚人把卡法城墙修得异常坚固，而且背靠海湾，不会出现食物供应不足的情况，这一次他们不再轻易放弃。

卡法城如同一颗坚硬的石头，札尼别的大军在城外屯兵四年之久，就是无法攻进城去，只好于1347年撤兵而去。

就在同一年的10月初，一艘卡法的商船来到意大利西西里的墨西拿。

当时在古罗马的土地上，还没有统一的意大利，只有一个一个的城邦小国。松散的政治统治和处于贸易要道的优势，使意大利享受着繁华，文艺复兴的苗头开始出现，尽管只是表现在工匠或者艺术家们从古人遗留下来的艺术品中吸取灵感，用于教堂装饰上。

教会和过去几百年一样，严格地控制着人们的生老病死。从教堂里传出的主的意志就是社会生活的守则。虽然奥斯曼人已经将东罗马帝国赶出小亚细亚，但意大利人对此并不担心，因为全能的上帝是无所不在的，他们相信被异教徒围困了四年之久的卡法之所以转危为安，就是因为热那亚人按时上教堂祈祷，按时捐献，结果受到了上帝的保佑。

和过去几百年一样，人们在上帝的影子下按部就班地生活，没有太多的欲望和追求，在祥和的秋天傍晚忙碌的西西里人也是如此。地中海秋天的风是那么的凉爽宜人，港口船来船往，人们并没有注意从这艘热那亚商船上下来的萎靡不振的水手和商人，以及几只黑色的小东西。

几乎在热那亚人下船的同时，瘟疫便在墨西拿流行起来，人们身上出现肿块，咯血、呕吐，三天后死亡，不仅和他们谈过话的人会跟着死亡，连接触过他们的人，甚至触摸过他们衣物的人都会死亡。

这样一来，罪魁祸首很容易确定，那艘热那亚船被驱逐出境，但整个城市已经笼罩在死亡的阴影之下。病人在痛苦地挣扎，没有患病的人丢下患病的亲人，火速逃离这个地狱般的城市，逃难的墨西拿人把瘟疫带到整个西西里，很短时间内，起码三分之一的西西里人失去了性命。

那艘船离开西西里后于 10 月底抵达家乡热那亚，热那亚已经得知西西里流行瘟疫的消息，当局没有允许船靠岸。那艘船只好前往法国马赛，把瘟疫带到对此一无所知的港口。很快马赛开始流行瘟疫，马赛当局也驱逐了这艘瘟疫之船。人们最后一次看到它时，它沿着西班牙海岸驶向大西洋，永远地消失在历史之中。

05　无法抗争

热那亚人是做国际贸易的，做这一行最重要的是消息灵通，靠着广布的关系网，热那亚人及时得到了西西里流行瘟疫的消息，也了解到瘟疫之船的情报，得以在那艘船到热那亚之时成功地将它挡在港口之外，没有让瘟疫进入热那亚。

可惜防不胜防，12月底，另外一艘来自卡法的商船回到家乡，等船上水手们上岸后当局才发现他们病得非常厉害，之所以着急赶回来是希望能死在故乡。当局赶紧行动，像对待入侵的敌人一样，用点火的弓箭和其他武器将船赶走，可是已经太晚了。1347年的最后一天，瘟疫在热那亚出现。和西西里一样，9万热那亚人中的三分之一死于这场瘟疫。

同样，由于热那亚人仓皇出城逃难，瘟疫被带到威尼斯、罗马和意大利。法国、西班牙、英国、俄国等国也开始相继流行瘟疫。400万英国人在3年之内死了150万。和以往不同，过去某地出现瘟疫后，人们可以逃到没有瘟疫的地方，可这一次整个欧洲都在流行瘟疫，人们无处可逃。各种隔离的办法都不能阻断瘟疫，人们始终不明白瘟疫是怎样传播的，整个社会如同到了末日一样，人们不再和瘟疫抗争了，索性及时行乐，对其听之任之。

这场瘟疫在欧洲一共流行了3年，然后突然从欧洲消失，开始在伊斯兰世界流行。欧洲被这场大瘟疫折磨得千疮百孔，由于死亡的人数太多，根本不可能加以详细统计，只能做出大致的估计。1347年全欧人口在7500万到1亿之间，这场瘟疫杀死的人数在2500万到5000万之间，也就是说30%到60%的欧洲人被瘟疫杀死，就死亡人数占总人口的比例来说，再没有任何一场瘟疫可以与之相比。直到150年后欧洲人口才恢复到1347年的水平。

这场瘟疫当时被称为大瘟疫、大死亡。1833年，有人根据病程晚期病人因为内出血造成皮肤发黑的现象，用"黑死病"来形容这次大瘟疫，黑死病这个名词从此就成为这场瘟疫的统称。

黑死病并不是只杀死欧洲人，在欧洲流行期间和之后，黑死病也在伊斯兰世界流行，一样杀死了大量的人口。

伊斯兰世界是当时世界的中心，它既不像欧洲那样被武力挤压在西边，也不像中国那样由于地理条件偏安于东边，因此有回旋余地，没有让黑死病整得九死一生。中国则和欧洲一样，成了这剂猛药的重点打击对象。

1347年，当札尼别汗非常郁闷地从卡法城解围而去之时，北商路的另一端——那座当时被称为元大都的北京城内，元帝国的第十一位皇帝元惠宗孛儿只斤·妥懽帖睦尔的心情还是很舒畅的。

此时庞大的蒙古帝国早已分裂，各地的蒙古汗多不承认元帝国的共主地位。在黄金家族之中，从成吉思汗那里算起，元惠宗是札尼别的叔叔。他是成吉思汗四儿子拖雷的后人，金帐汗是老大术赤的后人。

孛儿只斤·妥懽帖睦尔更为人熟知的名字叫元顺帝，这是朱元璋封给他的蔑称，认为前朝这位末代皇帝顺天应人，把江山拱手给了自己。300年后，大明朝的最后一位皇帝崇祯有句名言："朕非亡国之君"，至正七年（1347），孛儿只斤·妥懽帖睦尔怎么看也不像一位亡国之君。他身为明宗长子，自幼母亲被杀，他先被流放到朝鲜，然后到桂林。弟弟宁宗去世后他奉太皇太后继大统，因为左丞相燕铁木儿的反对，次年也就是1333年才继位，而燕铁木儿的儿子唐其势的叛乱两年以后才平定。其后右丞相伯颜把持朝政、排挤汉人。直到在脱脱帮助下废黜伯颜，他才重掌朝政，一改伯颜旧制，重开科举，重用汉人，修辽金宋三史。1347年的元帝国皇帝兼任蒙古帝国的共主，看上去颇有中兴之主的威风。

蒙古的王公们打完外人后内斗，内斗完了再去打外人。无论是中原的元朝，还是遍及欧亚的各个蒙古人当家做主的国家，几乎没有一个愿意享受清闲的。蒙古汗位的传承在汉人的眼里是一笔糊涂账，兄弟叔侄之间转来转去，非得画一张比红楼梦人物关系还复杂的图表才能弄明白。比如这位惠宗，他继承的是弟弟宁宗的皇位。宁宗前有文宗，文宗是他们惠宗、宁宗的叔叔，名叫图帖睦尔，也是中国历史上当了两回皇帝的两个皇帝之一。另外一位是明朝的英宗朱祁镇，这位皇帝因为率领50多万人去剿蒙古匪徒，结果被对方活捉了去，放回来时皇位归了弟弟，苦熬了好些年头才复辟的。

元文宗的经历就更有趣了，夺回了自己家的皇位也登基了，突然觉得长兄为父，便把皇位让给大哥，没过多久又后悔了，把大哥毒死后第二回当皇帝。临死的时候又良心发现，把皇位还给大哥的孩子，谁知道富贵逼命，7岁的孩子当了50天皇上就死了，于是轮到从小没人疼的妥懽帖睦尔。妥懽帖睦尔在位38年，死的时候中原已经属于朱元璋了，大元也成为北元，开始分崩离析，可是 23 年前，这种结局人们连想都不敢想。

06　虎狼之药

　　妥懽帖睦尔是元代的皇帝中活得最长、在位时间也是最长的。妥懽帖睦尔帝位的得来似乎靠的是运气，首先是他叔叔文宗临死前又成了好人，其次是他弟太没福气。运气好的人有的是，只不过妥懽帖睦尔的运气是建立在他叔叔——元文宗这位黄金家族的异类非常古怪的行为上的。从微生物学的角度看，每天繁殖上百万代的细菌都很难发生针对外界环境的本质上的基因变异，黄金家族才三五代人，就能出这么一位异类？

　　至顺三年，也就是公元 1332 年，这位异类表现得最奇异，他突然不明原因地死了。如何死的？史书上照例说不清楚，死时才 29 岁，给人留足了猜测的余地。不过后世的人看来看去，认为这么阴险毒辣的人让别人害的可能性不大，要是病死吧，年纪轻轻的会得什么病呢？

　　科学家们根据树龄整理出过去 2000 年全球的天气变化情况，发现有 4 个最大的灾年，其中就有 1325 年，元文宗死前 7 年。《元史》记载，图帖睦尔在位期间，虫子把桑叶吃光，致死率极高的疫情已经不存在了。但根据当时欧洲人、阿拉伯人的记载，这段时间，河北一带疫情虽然不那么严重，但的确发生过一场大的瘟疫。伴随着瘟疫而来的，是天下开始大乱。历史学家相信，这场瘟疫就是鼠疫，也就是黑死病。

黑死病在大都周围流行的第二年，29岁的文宗死了，7岁的宁宗也死了，等不在大都的妥懽帖睦尔赶回来即位时，瘟疫流行结束，他因此很"顺"理成章地"捞"到一个皇位。

各种烈性传染病的流行都是有始有终的，可能受气候、人群密度等因素的影响，流行一段时间后就会消失。妥懽帖睦尔赶回北京，鼠疫正好消失了。这场鼠疫应该就是黑死病的前奏，很可能是同一株细菌，但黑死病进入欧洲后，细菌发生了变异，毒力大大增强了。

妥懽帖睦尔意外地登上皇位后，也算是励精图治，面对上一代留下的烂摊子，十年征伐加上招安，使大局慢慢稳定下来。1351年，朝廷开挖河道，疏通黄河，征招各路民工。结果"石人一只眼，挑动黄河天下反"。红巾揭竿而起，天下彻底大乱。

红巾起义的同时，从1352年开始，大疫一场连着一场，社会秩序大乱。这年正月，冀州、保德州大疫。夏天，龙兴发生大疫。1353年，黄州、饶州大疫。年底，大同路大疫，"死者大半"。1356年春，河南大疫流行。1357年，莒州大疫。1358年农历六月，汾州大疫。"两河被兵之民携老幼流入京师，重以饥疫，死者枕藉"。宦官朴不花出钱雇人收埋死者尸体，到1360年农历四月，京城一共掩埋了20余万人。1359年春夏，郴州、莒州和广东南雄路大疫。1360年夏，南方疫病流行。两年之后的春夏之交，又一次出现大疫。

1359年以来的大疫，仅大都就掩埋了20多万具尸体，如此具有毁灭性的疫病，在国际上也不多见。虽然死者中有很多是因躲避瘟疫涌进大都的灾民，但也仅仅是附近的人。按这个比例推算，整个中国死于瘟疫的总人数绝对不低于欧洲的2500万。1200年中国人口1.23亿，到 1400 年只剩下一半，为 6500 万人。其中固然有战乱和暴虐统治的原因，但是起最大作用的还是黑死病。据估计，1333 年黑死病在中国第一次流行便杀死了 1300 万人，在整个亚洲估计一共杀死了 2500 万人。而从 1351 年开始的第二波黑死病流行，造成的死亡人数比上一次起码多一倍，两次加起来，亚洲死于黑死病的人数远远高于欧洲。

黑死病这个死神在欧洲到处游荡，人们在地狱般的黑云笼罩下挣扎，本来拥挤的街衢，现在到处空荡荡的。死的人一多，人命就开始值钱了，与人本身密切相关的人文主义开始出现。早在黑死病泛滥初期，薄伽丘便写出了欧洲人文主义文学的第一部代表作《十日谈》，欧洲在黑死病阴影的笼罩下迎来了文艺复兴的曙光。

文艺复兴让欧洲人解开了心灵枷锁，开始睁开眼睛看世界。首先审视自己的历史。于是他们非常惊讶地发现，黑死病的悲剧并不是第一次发生，类似惨状在罗马帝国末期已经发生过一次了。

上文讲过的根据树龄计算出的过去 2000 年内的 4 大灾年中的其中一年就是 540 年，这一年，中国黄沙漫天，欧洲寒冷如冰河期。541 年，瘟疫出现在埃及，次年出现在君士坦丁堡，543 年意大利和叙利亚成为疫区，然后是波斯。545 年波斯人与拜占庭人因此不得不休战。这场瘟疫的死亡率极高，估计杀死了拜占庭帝国三分之一的人口。以帝国的首都君士坦丁堡为例，高峰期平均每天死亡 5000 到 1 万人。3 个月后瘟疫消退，君士坦丁堡一半人死亡。

590 年，瘟疫再次出现在罗马，教皇贝拉二世病故。其后 10 年，瘟疫横行欧洲。直到 746 年，瘟疫再度蔓延帝国全境，拜占庭和希腊的死亡人数甚为巨大，之后这波大瘟疫才消失，前后绵延200余年。这场大瘟疫被称为"查士丁尼大瘟疫"。根据历史学家的统计，这场瘟疫的第一波杀死了地中海东部四分之一的人口，保守估计这200年间欧洲一共有2500万人死于瘟疫，夸张一些的统计达到1亿。在541年到700年之间，欧洲人口减少了50%到60%。查士丁尼大瘟疫就是第一次鼠疫大流行，与黑死病的破坏力相当，使欧洲人口数量减少了一半多。中国的隋朝在这场瘟疫流行期间，几次征辽失利，最终灭亡。

　　第二次鼠疫大流行，在东西方导致了不同的结局。西方，如同浴火重生，欧洲人从文艺复兴开始，进入了征服世界包括微观世界的征途，因为他们看到了轮回，看到了一次比一次更凶猛的瘟疫，他们知道如果这样下去，下一次很可能遭到灭顶之灾，因此他们必须走出宿命，掌握自己的命运。正是黑死病，给了欧洲人无畏的勇气。然而，这种炼狱之后的思想解放并没有在中国出现，中国依旧陷于老套的循环之中。黑死病让汉人推翻了少数民族统治，他们因此心满意足，却把世界让给了欧洲人。

　　蒙古人成了黑死病的牺牲品，他们做梦也不会想到，这场黑色风暴完全是他们一手造成的。

　　对于欧洲人来说，这场瘟疫来得一点道理都没有，他们在想，自己是对上帝如此谦恭的人，怎么能受到这样的惩罚？万能的上帝哪里去了？特别是有着驴子脾气的热那亚人，一定要洗脱自己的罪名，于是他们顺着瘟疫之船的航行线路，把矛头指向卡法，找到了一位历史见证人。此人名叫德·莫西斯，他描述了在卡法围城时发生的事情。根据他的描述，金帐汗国的大汗札尼别下令用抛石机将病死士兵的尸体抛入城内，于是瘟疫便在卡法流行开来了。

　　正是靠着莫西斯的证言，长相非常具有蒙古人特征的札尼别先生便成为比他先祖铁木真先生、拔都先生还著名的蒙古王公，因为他是生物细菌战的祖师爷。莫西斯的目击证词给了基督徒一个合理的解释：并非他们不够虔诚，他们的主也没有降罪于他们，是异教徒把瘟疫带给了他们。从黑死病的年代到近代，莫西斯的话被视为不容改变的历史真相，直到今天还在种种场合出现，甚至出现在非常严肃的作家笔下。札尼别汗，不管有没有提到他的名字，在成群的人体生物炮弹的飞旋之中显得越来越邪恶。

　　近代以来，随着黑死病病原的确认，人们开始怀疑起莫西斯那曾经被认为是千真万确的记载。人们首先发现，莫西斯并非像他信誓旦旦地说的那样，是卡法城里的幸存者。金帐汗国大军围城时他根本就不在卡法，他笔下记载的是从商人和由克里米亚来的逃难人的嘴里道听途说来的，而他在这些本来就水分很多的陈述之上又很意大利化地升华了一番。对莫西斯记载的最大的质疑，是关于黑死病的传染性，根据全欧洲各处的记载，人几乎是一接触病原就倒地，怎么还能有人把尸体运到城墙下，装好了扔到城里去？仅仅是运输一项，蒙古大军就会灰飞烟灭。

　　更为可疑的是，莫西斯似乎没有考虑到中世纪时是怎么围城的。那年月围城就跟现在的网络炒作一样，次数多得连看热闹的都厌倦了。欧洲到处是大城堡中城堡小城堡，在没有什么有效攻城武器的处境下，进攻的一方只能围城，直到把一城的人都饿成瘪臭虫，让他们自己投降。一旦围起城来就长年累月，大多数结果是被围的和围城的都精疲力竭，一拍两散下次接着围。卡法围城也是同样的情况，一围就围了四年，非常符合当时欧洲的军事习俗。这种围城的一个要点，就是离城墙起码 1000 米远，否则会被城头的箭和火器伤着。莫西斯大概是参考了一战的大炮来为蒙古人设计出了能把尸体抛到 1 公里以外的投石机。

　　不过莫西斯说对了一点，黑死病的确是随着蒙古大军来到卡法，然后从这里传到君士坦丁堡和希腊各地，再传到欧洲、非洲和中东的。那一艘被视为邪恶之船的热那亚商船并不是把黑死病带入欧洲的唯一途径，在卡法、君士坦丁堡和其他已经被黑死病光临的地区，黑死病被过往船只不断地带到地中海沿岸的港口，然后向内陆进军。

08　源头

在蒙古帝国兴起之前，欧亚之间的贸易已经很繁荣了。当年的商人，如果只在欧洲范围内转悠，由于到处是关税，挣不了多少钱，有本事的都搞洲际贸易。那年月最热门的是来自东方的货物，比如中国的丝绸，可是好几百年来欧洲到东方的路都被穆斯林把着，赚着贸易中的大头。

蒙古西征，获益最大的是欧洲商人，因为二道贩子们一多半成了蒙古弯刀下的鬼魂，而且整个欧亚商路全在蒙古人控制下，各蒙古国的君主对商队实行鼓励和保护政策，欧亚之间的交通变得十分良好。

自汉武帝时开拓的丝绸之路是1000多年来欧亚交通的主要道路，此外还有其他几条通道。而蒙古西征后，从里海经蒙古草原到北京，又出现了一条捷径。由于整体上处于蒙古人的管辖之下，这条道路的路况非常好，以致意大利商人们说，可以找个情妇，一路逍遥地就到北京了。当然这只是意大利式的夸张，和今天的道路比较起来，那条路不过是石头不多的荒野罢了，从里海到北京起码也得花上10个月到1年。马可·波罗就是这么来到北京的，就冲他来了就不愿意回去的劲头，那一路上真的谈不上有多幸福。

这条路也是元帝国的经济命脉。经济是国家的基础，蒙古人入主中原后并没有努力恢复生产、发展农业。他们更重视商业，国家运转几十年一直靠着贸易获利支撑。中原的货物大量输往欧洲，为帝国赚取白花花的银两。虽然中原残破，大都的惠宗君臣倒也不慌不忙，只要商队不断地到来，帝国便高枕无忧。然而黑死病一起，欧亚贸易基本上断绝了，没有了这条经济大动脉，元帝国只能灭亡。

这条商路的中心是高山湖伊塞克湖，中国古书称之为热海，从这里东去，道路平坦，直通中国，西行，或去卡法，或去巴格达，于是伊塞克湖便成了一个非常繁华的贸易中心。考古学家在这里发现了早期黑死病的痕迹，时间被锁定在 1339 年，黑死病花了五六年从这里到了卡法。

引起黑死病的鼠疫杆菌的长征应该是这样的：先在中国流行，然后随着商队来到伊塞克湖，在那里进入旱獭体内，或者和旱獭身上的鼠疫杆菌相互杂交，演变出新菌株，几年后被蒙古大军带到卡法，在卡法完成了向剧毒株的转变，在登陆欧洲的那一刻变成了死神。之后再由欧洲沿商路传回中国。

2010 年，科学家完成了对全球鼠疫杆菌的基因分析，其结果表明，鼠疫杆菌的源头在中国。加上过去 100 年来的各种研究表明，鼠疫杆菌这个人类历史上最凶狠的杀手之一，从远古起，就存在于蒙古大草原的旱獭身上。在某个时刻，它们突然变性，进入人类世界，成为死神。

然而，对于人类来说，探求黑死病起因的过程并不简单。

欧洲人有信仰，于是黑死病出现后，人们纷纷涌进教堂，夜以继日地向上帝祈祷，乞求上帝显灵。然而人们很快发现，上帝对于黑死病毫无办法。

在祈求上帝无效后，人们开始自己想办法。欧洲有个传统，一旦出现不好的事，家里的宠物就遭殃了，因为这些猫和狗很可能成为魔鬼的代言人，于是全欧洲到处宰猫杀狗，大街上全是猫和狗的尸体。

猫和狗被杀死得差不多了，黑死病还是没有消失，说明是其他原因造成的，他们很快又找到一只躲在黑死病之后的"邪恶之手"：黑死病原来是一个犹太女人从西班牙带到法国的，并且通过一个有组织的犹太青年团在欧洲各地散布。于是整个西欧开始了对犹太人的大规模迫害活动，难以计数的犹太人被杀死。

好在法国国王菲利普六世不相信这些不着边际的东西，当时巴黎是西欧的知识之都，巴黎大学有全欧洲最出色的科学家，菲利普六世相信科学，养兵千日，用兵一时，他让巴黎大学的教授们发扬前所未有的团队精神，共同研究导致黑死病的病因是什么。

大疫当前，巴黎大学的教授们没有让国王陛下失望，他们精诚合作，经过几个月的认真研究，1348 年 10 月，他们向国王陛下提交了欧洲历史上划时代的集体研究成果：经过一系列精密的研究计算，他们认定，这场瘟疫是因为星球之间的邪恶联系腐蚀了空气的结果，因为出现了这种异乎寻常的邪恶联系，外星的气体得以不断地污染空气。

但这项研究成果没有得到公认，其他的学者持有不同的看法，有人认为是因为地震释放的气体随风传播导致的。还有一种理论认为黑死病是通过眼波传播的，让邪恶之眼看一下就着魔了。

这些理论听起来神乎其神，落实到防治黑死病上一点用都没有，星球之间的联络是人类所无法控制的，气体和眼波都是无处不在的，那么唯一能做的就是隔离，有的城市严禁可疑的人进入，有的城市严禁集会，连婚礼都在禁止之列。

既然最有知识的教授和占星术士也就是这个水平了，有关当局只好求助于医生。当年医生的社会地位等同于工匠，黑死病大大提高了医生的社会地位，因为人们相信医生们天天接触病人，他们或许能从实践中找出克制黑死病的办法。医生们认为既然病人都是要死的，于是放手进行治疗。各地的医生各有各的招数，有的处方是最难吃的食物，辛辣的、全是血的东西；有的直接客串神父让病人祈祷；还有的在病人家中或门口放火，企图把恶气烧光。至于预防措施，很简单，能跑多远就跑多远。最后连医生自己也坚持不住了，争先恐后地逃走，实在逃不动的也坚决不接诊黑死病病人了。

为了搞清黑死病的病因，本来被教会严禁的尸体解剖也可以进行了，而且是奉旨解剖，看看人的身体里面到底发生了什么事。医生们在解剖尸体时发现死者淋巴结肿大，肺部出现病灶。

09　走出死循环

　　答案没有找到，黑死病大流行结束了。可还没等欧洲人欢庆，黑死病又回来了。其后 150 年里，每隔 6 到 12 年，欧洲大陆的某个不幸的地方就会流行一次鼠疫。黑死病大流行 100 年后，欧洲的总人口估计比黑死病大流行之前少了 30% 到 40%。黑死病之后的欧洲社会从一个年轻人的社会变成老年人的社会，陷入发展迟缓状态。1400年的欧洲由于没有足够的青壮劳力，到处残破不堪，桥梁道路年久失修。

　　1500 年以后，黑死病改成每 15 到 20 年出现一次，欧洲的人口数量终于从谷底回升了。伦敦、巴黎、巴塞罗那、罗马很快成为当时的现代化城市，城市的人口数接近黑死病之前的水平。于是较大规模的鼠疫流行就出现在这些城市里，每一次至少会杀死 20% 的居民。威尼斯保存了相当完整的居民统计资料，1624 年该城有居民 142804 人，1630年到 1631 年出现鼠疫大流行，之后只剩下 98244 人，减少了三分之一。1651 年到 1653 年发生在巴塞罗那的大鼠疫杀死了 45% 的居民，比黑死病时期的死亡率还要高，有的城镇死亡率甚至达到 80% 到 85%。

　　黑死病使欧洲人口在其后的 100 年内处于一种慢性下降中。由于人口快速减少，能干活的人就更少，结果劳动力的价格狂涨，再也没有黑死病之前那种三条腿的蛤蟆不好找、两条腿的人好找的情况了。不仅要多给劳动力工钱，即便能雇到人，对方也是稍稍不满意拍屁股就走，外面有的是工作机会。这么一来，雇主只能转嫁成本，于是各种货品的价格都纷纷上涨。唯独粮食的价格直线下降，因为地广人稀，生产出来的粮食吃不完，老百姓不仅不再挨饿，反而吃得更好。

黑死病之后，欧洲社会也开始出现巨大的变化。黑死病流行的结果是土地多得没人要。黑死病导致的人口下降解决了人口和资源的死结，冲破了土地和土地拥有者对农民的束缚，恢复了广大农民的人身自由。粮食不值钱，雇工的价格还特别贵，地主们唉声叹气，广大下层百姓生活水平却越来越高。最得实惠的是农民，只要能种地，走到哪里都有人雇你。这个庄园主给得低了，把家伙一扔换一家。不愿意给人种地也成，欧洲没主的土地有的是，不仅能拥有自己的田地，而且还能挑好的。

黑死病大流行之后，欧洲农作物单位产量上升，就是因为农民都挑良田耕种，其他田地等于是休耕。原来地太少了，家里的地只能传给大儿子，其他的孩子当十字军去。现在地多得儿子分完了还能分给女儿。原来舒舒服服的庄园主现在没人肯干了，新兴的地主也要求挤进上流社会，于是新的社会矛盾出现了。为了保护老地主们的利益，英王爱德华三世从 1348 年开始多次发布法令，冻结工资，不许撕毁劳动合同，不许不接受雇用，企图用官方手段解决劳动力价格上涨的问题，结果导致农民起义。

大地主们只能想别的办法，从劳动力密集的种庄稼改成低劳动强度的放牧，很多庄稼地改成牧场，作为工业革命之一的纺织业的出现，就是因为放牧的太多，得想办法处理羊毛。劳动力的短缺是引发工业革命的一大原因，因为不革新就得倒闭，于是用技术替代人成了大趋势。战争也不例外，原来人有的是，都使用人海战术。黑死病过后兵源少了，士兵的薪水越来越高，相比之下武器装备就显得便宜了，为了杀伤对方最有价值的军事资源——兵力，火器得以飞速发展，很快，欧洲的军事技术开始领先于世界。

黑死病之前，欧洲对书籍的需求已经相当高，但那时人工便宜，书籍的制作是一项繁重的体力劳动。黑死病之后，靠人是做不成书了，于是印刷业得到极大的发展，上千万册书被印了出来，进一步促进了文艺复兴。

黑死病也迫使欧洲人走出自己的天地，来到了美洲大陆。美洲大陆人口数量在5000万到1亿之间，原住民的祖先是1.2万年前经过白令海峡陆桥来到新大陆的猎人，之后地球气候再次变暖，导致白令海峡陆桥消失，短暂相连的两个世界在其后1万多年里彼此隔绝。

虽然都在一个地球上，但旧大陆和新大陆的生态环境是不同的。人类来到新大陆后同样入侵动物的领地，但和旧大陆不同，新大陆的动物从来没有见到这么智慧的猎人，它们根本不会保护自己，在这场不对称的战斗中，新大陆的动物相继灭绝，2000年之内，整个新大陆已经不存在中型以上的动物了。由于动物灭绝得太快，新大陆的人类没有能力像旧大陆的人类那样驯化饲养动物，这样一来就不存在动物细菌入侵人类的问题，鼠疫、天花等烈性传染病在旧大陆人到来之前根本不存在。

欧洲人把旧大陆的病菌带到新大陆，导致没有免疫能力的新大陆居民死去了90%以上。欧洲人无法奴役土著印第安人，只好采取殖民的办法，一下子解决了欧洲的人口危机，那么大的新大陆，到处空荡荡的，直到进入 20 世纪后，美国还是缺人缺得厉害，几千万欧洲人来到美洲，欧洲因此走出了人口增长的死循环。

10 国家兴亡自有时

欧洲人在美洲找到了黄金白银这些硬通货，可以用来购买亚洲的商品，也把美洲的传染病带回了欧洲。

幸好美洲原住民没有太多传染病，被带到欧洲的只有梅毒。梅毒螺旋体造成的性传播疾病，被哥伦布船队带回西班牙，几十年后被西班牙人带到意大利，这时候梅毒螺旋体已经发生了变异，在全欧洲大流行，杀死了500万人。

欧洲人还把美洲的农作物带了回来，其中最著名的是烟草，结果吸烟成为时尚。其他则以玉米和薯类为主，这类作物单位体积所含的营养成分低，但极其高产。这种优势在农业技术水平不高的美洲印第安人手中并不明显，可一旦到了旧大陆人，特别是中国人手中，产量便大大增加，这就使得土地所能承受的人口总数大大增加。明朝在美洲作物传入后人口快速增长，在1630年时达到1.6亿，原有的土地承受能力极限被突破了。

新大陆的发现对于人类整体来说，是一次飞跃，困扰旧大陆各地的土地承受上限因为新大陆的高产作物而大大地提高，地球的人口数量又一次爆炸性增长，黑死病的危害由于新大陆的发现而消失了，人类也因此未遭灭顶之灾。

就在这个时候，鼠疫又开始活跃了。

明王朝经过200多年的休养生息，外加美洲高产作物的引进，使人口总数不断增加，达到1.6亿，以明朝的疆域和农作物产量的供养能力看，早已经饱和了。为了生存，环境破坏越来越严重，尤其以西部和山西为甚，导致非常富饶的西北地区成为贫瘠的半沙漠地带。大批失去土地的农民经山西去草原垦荒，从万历年间开始，山西经常性地流行鼠疫，正是因为草原被逐渐蚕食，人类接触了一直存在于草原动物中的鼠疫杆菌造成的。

崇祯六年（1633），山西再次出现疫情，崇祯十年（1637），山西全境大疫，这场鼠疫流行到崇祯十六年（1643）、十七年（1644）这两年为高峰。河南、江苏在崇祯十三年（1640）到十七年间也多次出现鼠疫。北京附近，崇祯十三年，顺德府、河间府有大疫。崇祯十六年，通州、昌平州、保定府均有大疫，并且传入北京，明史云："京师大疫，自二月至九月。"和山西的情况一样，在初次流行的第二年，也就是崇祯十七年，北京的鼠疫进入高峰，高峰期正是春季的三四月间。

就在此时，李自成挥师北上，兵临城下之时正是北京鼠疫高峰期，在鼠疫的折磨下，北京城防彻底崩溃，崇祯在煤山自尽，李自成轻松进入北京，也陷入了鼠疫之中，部队的战斗力骤然下降，吴三桂引清军入关，李自成的部队只有一战之力，然后迅速瓦解。清军入关后的第二年，1645年华北气候变化，不再那么干燥了，鼠疫的流行很快结束，清朝因此坐稳了天下。

华北大鼠疫之后，欧洲遭受了最后一轮大鼠疫——1665年伦敦大鼠疫。此时伦敦已经是世界级的都市了，居民超过45万，这场鼠疫造成55797人死亡，占伦敦总人口的12%。这一次，伦敦人依旧和300年前黑死病刚刚光临一样，大张旗鼓地屠杀猫和狗，一共杀死了4万条狗和20万只猫，很配合地为老鼠去除了天敌。这场鼠疫，让伦敦人做了20年的噩梦，直到20年后，伦敦人才能够像过去那样高高兴兴地开怀畅饮，恢复正常生活。

1666年9月2日到5日，伦敦发生了英国历史上最严重的火灾，城内大约六分之一的建筑被烧毁。这场大火并没有造成太多的人员伤亡，但是却烧死了生活在伦敦城里数不清的老鼠，那些生活在地窖中的老鼠根本无处可逃，基本上全被烧死，这样一来切断了鼠疫的传播途径。重建后的伦敦以石头房子代替了原有的木屋，伦敦人的个人卫生也得到改善，使得鼠疫不再暴发流行。

从1347年到1665年，300多年间，欧洲被鼠疫这只看不见的手整治得没有一点脾气。虽然欧洲人已经征服了美洲，不再惧怕任何异教徒的进攻，文艺复兴和科学技术的发展也让欧洲面貌一新，但他们还是摆脱不了鼠疫的阴影。西欧的最后一次鼠疫流行于1720年，发生在法国马赛，其后终于消失了。只有接近蒙古大草原的俄国还偶尔流行，1770年莫斯科大鼠疫死者超过10万人。至此，人类第二次鼠疫大流行终于结束了。

11 弹丸之地

19 世纪是微生物学的时代，同时也是全球范围又一次传染病活跃的时代。

引起人类烈性传染病的细菌并非一如既往地在某些角落等待着有人去接触它们。微生物存在于我们这个世界的各个角落，绝对的无菌基本上是不可能的事，也是不必要的。致病的细菌占少数，大多数细菌对人类无害，很多还是有益的。人这种生物在设计之初就是能够在充满微生物的环境中生存的，人的免疫功能管着这件事。

不干不净，吃了没病。这句俗话当然很不科学，病从口入，很多病就是吃出来的。不过吃进细菌的次数，跟我们接触细菌的次数相比很少，因此而生病的机会也要少得多。那么为什么有时候细菌会让人生病，而有时候却不会？

举个例子，中国有个吹风着凉的概念，天一冷大人们把自己裹得严严的，也千方百计让孩子多穿衣，和外国人相比，中国人对天气变冷特敏感，生怕受冻后生病，风寒这个词就是这么来的。很多人认为发烧就是因为着了凉，这是一个错误的概念，其实生病是因为免疫功能下降造成的，病菌到处都是，我们接触病菌的机会数不胜数，但只有免疫功能不强的人才会生病，因此防病治病就要从增强免疫功能的角度着手，巴斯德的狂犬疫苗就是从这个角度出发而研制成功的。

　　另一方面，致病微生物的毒力也并非永远一样，尤其是那些剧毒菌株。从生物生存的普遍规律来说，这类菌株是违反自然规律的，因为细菌的大量繁殖必须有足够的寄生宿主，像黑死病这样的菌株，把宿主杀死了一半，自己也没有办法大量繁殖，自然得走向灭绝。这是一种异常现象，不是病菌发展的自然现象。

　　每一次这样的事情出现，事先都会出现其他现象，第一次和第二次人类鼠疫大流行就发生在人类有史以来气候最异常的那四年中的两个年头。霍乱在全球流行之前坦博拉火山爆发。火山爆发后，全球气候异常，在美国，那一年被称为没有夏天的一年，因为那一年的夏天很冷。

　　霍乱全球流行之后不到半个世纪，第三次人类鼠疫大流行开始了。

　　19世纪中叶，太平天国造成动乱，在此期间不断地出现瘟疫流行。云南回民起义，朝廷派兵镇压，鼠疫暴发，死了200万人。鼠疫也被清兵带回内地，开始在内地流行。云南存在的这种烈性鼠疫杆菌很可能是元初蒙古征服云南时带过去的。此后几十年，鼠疫只在中国境内流行。

　　此时各种致病菌被相继发现，以至于多数微生物学家坚信所有的流行病都是由细菌引起的，因此也十分渴望能第一个发现引起黑死病的细菌。因此，科学家们展开了一场发现鼠疫细菌的竞赛，鼠疫在世界各地飘忽不定地出现，科学家们便到处跑，他们以为大鼠疫还是会在欧洲、中东或北非出现，没想到这场竞赛的决赛地会是一个弹丸之地：香港。

　　1894年5月4日晚，香港公立医院代理主管、28岁的詹姆斯·劳森乘船前往广州。这是因为他听说广东出现了鼠疫，决定亲自前去了解一下。零星的鼠疫自1860年后便在广州及珠江口时常出现，劳森这次并没有过于认真，到了广州后先兴高采烈地打了一场网球，然后才在一位医生朋友的陪同下来到广州市立医院，发现那里病房里的病人确实得了鼠疫。

5月8日，劳森返回香港，依旧悠然自在，在俱乐部待到很晚，回到家里刚刚躺下不久，便被叫到医院。到了公立医院后，发现一位病人身上已经出现了和他在广州医院所见到的一模一样、很明显的鼠疫症状，劳森看了一下表，此时是5月9日凌晨1点。

本港出现鼠疫病人，此事非同小可。劳森马上向香港当局报告，要求立即采取措施，可是香港当局根本不听。劳森对此一点办法都没有。过两天打开报纸一看，不得了了。5月10日，当地报纸头版报道，太平山华人居住区出现一种致死疾病。另一份报纸第二天也报道，在过去两天内，华人区已经死了40多人了。看完报纸，劳森算了一下，过去两天正是他发现病人之后的两天。才两天就死了40多人，必须赶紧想办法。

他从报社那里得到消息来源，赶到太平山，当地又脏又乱的卫生状况让他大吃一惊。当年的报纸上是这样形容的："马车丛杂，常有数十辆之多，矢溺熏蒸，行人皆掩鼻而过，是处店铺密比，铺中人日受秽气，能不疾病丛生？""盖太平山等处之民居中多不洁，曾有一屋经洁净人员搜出污秽之物四车，似非一朝一夕所能积者。秽气熏蒸，则疠疾丛生。"

劳森找到了那里的东华医院，院方说里面住满了发高烧的病人，劳森不由分说冲进去一看，里面20多个病人全得的是鼠疫。劳森对此大发雷霆，指责院方没有上报公立医院，可是这是一家中医医院，根本就不认为患者得了鼠疫或者传染病。

劳森找到香港政府公共卫生委员会，从鼠疫的问题谈到太平山脏乱，认为是政府的责任。委员会的职员辩解说港府对这种情况早有所闻，12年前就从伦敦专门请来公共卫生专家到太平山进行实地调查。劳森拿来调查报告一看，12年前专家就建议彻底改善太平山的卫生设施，起码把房子拆去一半。专家最后的结论是："我相信，如果采取我的建议，大众健康会立即得到改善，用不着瘟疫强迫我们承认其中的道理。"

劳森建议强迫隔离，强行在华人区消毒。政府有关人员不同意这一举措，认为可能引起民众暴动。劳森坚持己见，提议必要的话可以动用军队。公共委员会坚决不同意，香港是亚洲发展最快的城市，如果宣布这里有黑死病，贸易损失就太大了。劳森要见总督，可是总督去日本休假，要到15号才回来。劳森可等不起了，他于13日下令把海格号船改成隔离病房，开到海上去，把发现的病人都送上船加以隔离，结果当天就有一个中国籍医生和24名病人死亡，14日又死了22人。

5月15日总督从日本回来时，香港每天死于鼠疫的人已经超过100例了。公共卫生委员会主席只好站出来说明情况，不过他玩了一把文字游戏，用尽了英文中表示传染病、流行病的字眼，就是不肯使用Plague，因为这样一来表明流行的就是黑死病了，会在香港的15万居民中引起巨大恐慌。劳森则通过自己的关系在欧洲求援，请求专家来香港参与防疫。这时候香港的社会已经开始恐慌了，闻讯的各国船只也不敢在香港停留，港督一看情况严重，也赶紧找各国领事，请求国际医学援助。

于是，香港成了巴斯德和科赫这两位大师最后的战场，他们各派一名传人出场，打了一回发现鼠疫杆菌的擂台赛。

12 叛师

　　亚历山大·耶尔森于 6 月 15 日从河内乘船来到香港，此时距港督请求国际援助已经过去整整一个月了。耶尔森以前到过香港，下船之后大吃一惊，原来繁荣的香港已经成为一座死城，15 万居民中起码有 10 万人逃得不知去向，剩下的人也闭门不出，港口和街道冷冷清清。

　　安顿下来后，耶尔森于次日前去拜访劳森，没想到对方十分冷淡。耶尔森觉得对方可能认为自己太年轻了，便把自己的经历摆出来。

　　时年 31 岁的耶尔森出生在瑞士的法语区，为了能在法国读医学院而加入了法国籍。在医学院学习期间有一次解剖一位狂犬病病人的尸体，不小心把手割破了，眼看就要丧命，幸好巴斯德的助手鲁克斯用新研制出来的狂犬病疫苗救了他，于是毕业以后耶尔森就跟着救命恩人在巴斯德研究所做研究，帮助鲁克斯研制出了白喉杆菌的外毒素。鲁克斯是巴斯德的门生和头号助手，耶尔森等于是巴斯德的徒孙。

　　听完了这段经历，劳森的态度好多了，两人聊了起来。劳森得知耶尔森在越南待了三年，有些意外，搞微生物学研究在越南待那么久干吗？没听说越南有什么严重的传染病呀？

　　耶尔森告诉他，自己在越南当医生。

　　劳森的脸色又变得有些难看，细菌学研究是大热门，别人都削尖了脑袋往里钻，眼前这位怎么突然不干了，去殖民地当医生，不是脑子进水了吧？

耶尔森于1890年离开巴黎，跑到东南亚当了船上医生，完全因为仰慕东方文化，他在船上干了一年以后跑到法属越南当医生，很快就适应了，看病之余还学会了越南话，到处探险，绘制地图，生活特充实。家里人一直催他回来继续做研究，可是他决定一辈子在越南自由自在待下去了，直到收到鲁克斯的一封电报。

香港总督向驻港各国领事求助，法国驻香港领事自然就求助于巴斯德研究所。此时巴斯德已经退休，研究所由鲁克斯掌舵。对于香港这个弹丸之地，鲁克斯没什么兴趣，突然想起在越南的耶尔森，干脆请他跑一趟，也算帮忙了。耶尔森收到消息欣然同意，找到越南总督，要求以官方专家的身份去香港。越南总督不相信这个天天画地图的小医生有什么本事，不肯出证明。耶尔森只好再找鲁克斯，最后巴斯德研究所任命他为官方研究员，这样一来一往就耽误了一个月。

耶尔森认为自己应该是派往香港的人中最有资格研究鼠疫的，可是劳森摇摇头，告诉他，还有高人，而且人家比你早来三天。6个日本专家于6月12日来到香港，他们带来了最先进的科研仪器，比只带来一个显微镜和一个消毒柜的你要专业得多。

耶尔森一听是日本人，脸上露出轻蔑的表情：我可是巴斯德研究所派来的。

"可是日本代表团的领队是北里博士。"

"北里？哪个北里？"

"北里柴三郎。"

"他？他回日本了？"

这一下耶尔森不敢狂了，和北里柴三郎相比，他差着一个辈分，而且两人在微生物学成就上的距离，不可同日而语。

日本明治时代，政府为了发展近代医学，派遣成绩优秀的学生到德国留学，因此留学德国成了日本医学界的风气。留学者全是货真价实的优秀人才，其中包括绪方正规。

1883年，东京大学副教授绪方正规从德国留学结束返回日本，在东京大学建立了日本第一个细菌学实验室，日本从此有了微生物学，绪方正规便是日本微生物学的鼻祖。绪方正规找来的第一个助手，是在东京大学医学院学了8年才拿到医学博士学位、在内务省卫生局东京试验所任职的北里柴三郎。1884年长崎发生霍乱，北里在显微镜下证明了霍乱弧菌的存在。1885年受官方委派赴德国，在科赫手下学习。从这段经历看，绪方正规算北里的老师，北里在日本微生物界的辈分不低，是绪方门下大师兄。

绪方正规一心想解决日本的重大健康问题，他的第一个目标是脚气病。脚气病当年在日本是很严重的疾病，叫脚气病是因为患病者最初表现为两脚麻木，然后麻木感蔓延到上肢，体重下降，精神萎靡，最终人可能死于心脏病。因为有皇族死于脚气病，于是天皇出资2万元，成立脚气病医院，汉医西医结合攻关，可是就是没有办法。

1882年，朝鲜发生京城事变，两派各以清政府和日本为靠山。日本以保护侨民为由，派了以海军主力舰"金刚"为首的联合舰队，与清政府丁汝昌所率"定远""镇远"等舰在海上对峙。清朝军舰吨位大，日本人已经胆怯了，再加上大量的兵士患脚气病横卧船上，真要动起武来，必输无疑。因此联合舰队一炮没敢放就回国了，朝鲜也让袁世凯给平定了。海军为此丧气到家，宣称："不解决脚气病的问题，日本海军就没有存在的意义。"

海军是日本立国之本，日本大力发展海军，并不是为了和清朝北洋舰队一决雌雄，而是为了日后和美国海军争霸太平洋。眼看因为脚气病，海军就要失去威力了，解决脚气病就成了日本科学家的首要攻关课题。

日本海军医院院长是留英出身的高木兼宽，解决脚气病是他职责所在。他四处请教西方医生，可是这病西方没有，人家没研究过。日本本地专家认为是"水毒"引起的，西方医生基于此病是从夏季开始在人多的东京开始流行，断定可能是传染病。可是根据高木自己的统计，秋冬时病例也不少，无法用传染病解释。他查了海军的出海记录，发现1875年"筑波"舰赴海外训练时有大量脚气病患者出现，但军舰停靠美国期间无人患病。记录显示该舰1877年去澳洲时也没有人患脚气病。高木觉得这和他们去的地方有关，于是找到"筑波"舰的官兵，调查他们在美国和澳大利亚上岸干了些什么，士兵们说就是吃了面包。高木想了一想，觉得西方军舰上没有人得这病可能和饮食习惯有关，再一调查，海军医院的脚气病患者都是士兵，看来也和官兵饮食质量有关。进一步调查发现日本士兵主要是啃饭团子，很少吃蛋白质。

因此高木建议在军舰上用面包和炼乳代替米饭，以预防脚气病，这种改变饮食习惯的办法却得不到医学界认可。正在这时，绪方宣布发现了引起脚气病的细菌，建议军舰上的士兵多消毒多洗澡。任何病因都归结为细菌是当时世界的科研潮流，海军倾向于采纳绪方的建议，而高木通过伊藤博文面见天皇，得到了天皇的支持。

正在双方争执不下的时候，1889年北里在德国发表论文，认为绪方的结论不对，不认为脚气病是细菌引起的。论文一出，日本医学界一片喊打，矛头直指北里，认为就算日本人可以内斗，可是绪方是你的老师，你怎么叛师？北里也不示弱，坚持自己的发现。最终海军决定用面包和炼乳解决脚气病的问题，十分奏效。后来荷兰人埃克曼证明是因为日本人天天吃精米，造成维生素 B_1 缺乏从而引发脚气病，埃克曼也因此于 1929 年和霍普金斯共享诺贝尔生理学或医学奖。

$\overline{13}$ 决战香江

北里很受科赫的器重，他在科赫手下研究成果甚丰，包括建立了厌氧菌培养方法。1890 年科赫亲自给日本内务省写信，要求北里在柏林多帮他一年。1891 年北里获得大学教授证书，这是德国大学第一次给非德国人颁发教授证书。北里研究了一年结核后，决定回国，并奉命顺道考察各国公共卫生情况，一路上，英国剑桥大学、美国宾州大学相继请他出任教授，都被他以必须回日本报效国家为由谢绝了，因为他是日本公派留学的。

1892 年 5 月 28 日，北里回到阔别 7 年的祖国，他希望在东京帝国大学有一间实验室，以便继续在德国的研究。可是由于当年否认绪方正规的研究结果，使得他受到日本医学界的冷遇，居然半年没有正式工作，游手好闲直到 11 月 18 日，才接到内务省通知，由 7 年前的技佐升为技正。北里是放弃欧美多座名校教授的位子回国的，怎么可能屈就技正？ 12 天后他便宣布辞职，出任刚刚成立的私立传染病研究所所长。

来到香港时，北里柴三郎 42 岁，他相当于科赫的弟子，于是他和耶尔森在香港的交锋成为科赫研究所和巴斯德研究所的较量。

5 月 15 日，在港督求援之前，非常尽职的日本驻香港领事已经给外务省发去电报，告知其香港出现了一种叫 Bubonic Plague 的病，国内对于来自香港的船只，应实施隔离检疫。

自从日本打开门户后，传染病比如霍乱不断进入，途径就是来往商船，日本驻香港的领事担心的就是这个。日本外务省接到电报后，转而向内务省通报，因为主管防疫的卫生局属于内务省。内务省卫生局长接到转来的电报后根本不知道 Bubonic Plague 是什么，他知道北里是科赫的门下，便赶到传染病研究所请教。

局长来的时候不巧，所长北里不在，接待他的是北里的助手高木友枝。北里手下培养出不少人才，高木友枝被称为台湾医学卫生之父，因为8年以后他去台湾出任总督府医学校校长，培养出台湾第一代医学人才。高木看到电报，一样不明白什么是 Bubonic Plague，把研究所里面的洋文微生物学书翻了一遍，才发现原来 Plague 应该翻译成鼠疫，腺瘟疫就是腺鼠疫，就是黑死病呀！高木赶紧向局长汇报，这事非同小可，政府要好好研究一下对策。

卫生局长把这个意见上报，日本政府一研究就研究了好几天，一派人认为应该管好港口防疫，香港来的船一律消毒就是了。另外一派人认为应该派人去香港调查，看看是不是黑死病，这叫决战境外。日本随即组织了香港调查团，一共六个人，北里为团长，代表东京帝大去的是医学院教授青山胤通，代表海军去的是军医石神亨。代表团配备了当时最好的科研仪器设备。因为得上黑死病的死亡率为93%，因此政府专门为他们开了送别会，6月5日代表团终于启程。

日本代表团于12日抵达香港。第二天到医院看了看，第三天开始解剖病人尸体，北里当即就宣称从病人血液中发现了一种新的细菌，并认为这就是鼠疫的病原。劳森把这个消息通知了当时世界最著名的医学杂志《柳叶刀》。次日，耶尔森才抵港。

　　听到这个消息后，耶尔森只能自认倒霉。他曾经在科赫研究所进修了两个月，虽然当时北里也在那里，可是两个人并没有什么深交。这次在香港遇见了，耶尔森觉得应该前去拜访一下，就请劳森带他过去。

　　到了日本人的实验室外面，耶尔森往里面一看，吓了一跳："劳森医生，日本人在干什么呢？"

　　"他们正在解剖鼠疫病人的尸体，把内脏取出来进行检测，来了以后天天这么干。"

　　解剖尸体，把内脏拿出来，这是为什么呢？耶尔森想起在巴黎学病理解剖的时候，老师说要先从有病变的地方下手。可是鼠疫病人尸体上肿大的淋巴结，日本人怎么连碰都没碰？

　　这下，耶尔森又觉得自己还有希望，赶紧问劳森："我的实验室在哪儿？"劳森说日本人装备精良，领队的又是大科学家，我们相信他们，你就不要再试了。耶尔森只好要来病人的血液，用随身带来的显微镜看了两天，但看不到北里说的鼠疫菌。正打算去问一下日本人，结果6月20日香港《德臣西报》刊登了对北里等人的采访，把北里吹上了天。耶尔森又想起巴斯德研究所和科赫研究所之间的竞争，以及法国和德国之间的世仇，当即决定为法国的名誉一战。

　　1894年，巴斯德已经垂垂老矣，72岁了；科赫则正当年，51岁。两家世界级微生物学研究所的科学竞争中，德国人已经占据了明显的上风，重要传染病的病原几乎全让德国人发现了，现在就剩下鼠疫了。巴斯德、科赫，这两位科学巨人的世纪较量现在落脚在香港，压在了耶尔森和北里柴三郎肩头。

　　耶尔森决定放手一搏，劳森不提供方便没有关系，他找到看守太平间的英军士兵，用白花花的银子换来了病人尸体上的淋巴结。耶尔森切开淋巴结，也看到了细菌，可是这种细菌和北里发现的细菌截然不同。

有了这个结果，耶尔森胆子大了起来，他找到法国驻香港领事，要求官方出面交涉。领事听完他的汇报后，同意出力。6月23日，他拿到港府公文，他和北里各研究各的。

北里7月7日寄出他的正式报告，8月25日由伦敦《柳叶刀》杂志发表。耶尔森的研究报告则由鲁克斯抢先于7月30日在巴黎的法国国家科学院宣读。在时间上当然是北里领先，可是因为两人发现的根本就是不同的东西，无须争辩谁先谁后。北里把自己发现的细菌称为"鼠疫杆菌"，劳森称这个细菌为"北里杆菌"，耶尔森把自己发现的细菌命名为"巴斯德鼠疫菌"，以表示对巴斯德的尊敬。

不管谁对谁错，对香港的鼠疫防疫一点用都没有，不管哪个是真凶，都没法治，只能等鼠疫自然消失。当年8月份鼠疫消失，香港政府统计的死亡人数是2552人，民间的说法是6000人。后者有夸大之嫌，不过加上那些病了以后回家乡然后死亡的，也许差不多。香港鼠疫在第三次鼠疫大流行中不大不小，之所以有名就因为耶尔森发现了鼠疫细菌。

14 鼠疫细菌发现之争

关于这一发现当时并没有定论，于是后来不少人说鼠疫细菌是耶尔森和北里共同发现的，巴斯德研究所对这种传言没有什么反应，倒是日本人先不干了。1895 年青山胤通跳出来说，北里发现的细菌和耶尔森发现的不仅在描述上不同，而且其中有一部分呈现革兰阳性反应，而耶尔森发现的细菌全呈现革兰阴性。

革兰染色是丹麦医生革兰于 1884 年发明的细菌鉴定方法，先用龙胆紫把所有细菌都染成紫色，然后加碘酒，让染料和细菌结合，之后用酒精脱色，再对被脱色的细菌复染。能被脱色的细菌被判定为革兰阴性，不能被脱色的是革兰阳性。青山的意思是耶尔森发现的细菌全部能脱色，而北里发现的细菌之中有一部分能脱色，或者是阳性或者是阴性。这么一解释，他好像是在指责北里的细菌被污染了，这很不符合一向号称特团结的大和民族的秉性。

近代医学史上因为科学发现权在国际上引发争端的，还有美法之间关于艾滋病病毒发现权属于谁的争论，那一次美国搬起石头砸了自己的脚，而关于鼠疫病菌的这次争端中，却是日本国内众人把石头搬起来砸到了北里的脚上。

青山胤通凭什么这么说？因为他也去香港了，青山到了香港也没有偷懒，可是北里在第一篇报告上署了自己一个人的名字。日后真能得诺贝尔奖的话，好处全归北里一个人，青山能不生气吗？

虽然鼠疫细菌是北里在显微镜下看到的，可是青山胤通没有功劳还有苦劳，看看《申报》1894年7月3日的报道："香港疫疠盛行，死亡相继，粤语谓之痒子，日本呼为苦列拉，译其义，盖黑死病也。当疫气大作时，日本东京帝国大学医科教授、医学博士青山君胤通，卫生馆试检所长兼霉菌学博士德意志白点博士北里君柴三郎相约航海而往就西医院考察致疾之由，并所以治之之法。阅两礼拜，已深悉病原，不料近日亦患苦列拉。"报道中所说的"苦列拉"是霍乱，是记者搞混了。

确实有两位日本专家得鼠疫，但其中没有北里，而是北里的助理石神亨。6月28日，日本人认为调查研究已经完成，预备返国，当晚香港总督宴请日本人以表示感谢。吃完晚餐青山胤通就发起烧来，第二天早晨石神亨也发烧了，两人腋下和鼠蹊的淋巴结都肿大了，一看就是染上了鼠疫。

石神亨一想十有八九要死，于是给妻子写诀别书交代后事："我唯一忧心的事，就是你们的日子会过得不好。不过，贫富本无常，要是有机会，望你能设法为孩子筹措教育经费。我希望你们搬到东京，送两个孩子入同志社求学，要是有一人愿意当护士，我就很高兴了。海军会给你们一年一百元抚恤金，我知道以这点钱来养两个孩子，对你来说负担实在沉重。但是希望你能了解我的心意，请你努力……"没想到青山与石神非常命大，都活了下来。

青山就此看透生死了，1912年被叫到宫里为天皇看病，青山诊断天皇得的是尿毒症，全国听到这个消息都不敢相信。乃木大将尤其激动，发誓说如果天皇真病死他就殉葬。青山坚持自己的诊断，果然没过几天天皇就死了，乃木话已出口，只能切腹自尽。

1897年鼠疫流行到了台湾，日本微生物学的祖师爷绪方正规亲自到台湾防疫。他发现台湾鼠疫病人淋巴结里面是耶尔森发现的那种细菌，而且用血液很难培养这种细菌，先发现的往往是其他细菌，也就是说北里从血液里发现的不是鼠疫细菌。1899年鼠疫在日本出现，日本学者纷纷进行研究，结果证明北里的确错了。北里也只好认错，1899年11月在神户承认耶尔森发现的是鼠疫细菌，但他又说在疾病的后期两种细菌都存在，他发现的细菌才是造成鼠疫病症的细菌，也就是说耶尔森发现的细菌是起因，他的细菌是罪魁祸首。1900年石神亨写了本由北里校订的鼠疫教科书，说耶尔森的细菌是鼠疫细菌，但入血后变性成革兰阳性。总而言之，北里是煮熟的鸭子嘴硬，死咬着革兰阳性不放。

真相总有大白的那天，1967年鼠疫细菌被正式命名为耶尔森菌，和北里一点关系没有。再回头看看北里的报告，发现其中有一句"鼠疫菌有一些呈革兰阳性"，也就是说剩下的是阴性，也能说明他的细菌被其他细菌污染了。

以北里之才，他应该早就意识到自己犯了错误。因为北里回到日本后，并没有继续研究鼠疫，转而培养出一批英才，包括于1897年发现了痢疾杆菌的志贺洁，1909年帮助埃尔利希研究出撒尔佛散的秦佐八郎等。可是当时解决鼠疫之患是当务之急，半个日本的科学家都在研究鼠疫，他为什么袖手旁观？原因就是如上所说的那样：他很有可能发现了截然不同的细菌而不得不否认自己。

香江之战，北里表面上占尽先机，其实是腹背受敌，前有年轻气盛的耶尔森，后有老谋深算的以青山为首的东京帝大组。他并不是要抢在法国人前面，而是要抢在东京帝大的青山等人之前尽快发现鼠疫细菌，因此才在抵港后第三天就匆匆宣布发现了鼠疫杆菌，而且只署上自己一个人的名字，却没料到这让自己陷入十分被动的境地。

除了和东京帝大那帮人不对付以外，此事还牵扯到内务省和文部省的斗争，因为两边正在为谁主管卫生防疫争执不下。两边也都往香港派了人，这才出现青山和北里共同领军的局面，青山从东京帝大挑助手，北里多了个心眼，挑了高木兼宽的得意门生石神亨，这样能和海军联手，没想到还差点让石神送命。北里迟迟不认错，也是怕被东京帝大的人抓住把柄。

石神亨在香港待到 8 月 3 日才养好了病，12 日回到日本。9 月 17 日，中日海军在黄海大东沟海面发生海战，是为甲午海战，日军大获全胜。

北洋军中南洋子弟殉国者比比皆是，在南洋的槟榔屿，一个 15 岁少年的三舅就是其中之一。少年在伤心流泪时并没有想到，日后在另外一个战场上，自己和日本人也有一场对决。

冥冥中总有些命运在等待，发誓从此远离鼠疫的北里柴三郎也没有想到，16 年后自己还得进行一场关于鼠疫的较量，自己的对手和耶尔森一样也是年仅 31 岁。

15 国家大事岂能儿戏？

1894 年香港发生鼠疫之后，鼠疫进入了高发期，中国台湾、日本、美国、土耳其都相继流行鼠疫，然后是 1898 年印度的孟买大鼠疫。孟买城里不知道究竟有多少耗子，100 年后，估计还有 7000 万只。有位科学家讲，在孟买随便找个洞，伸手一掏，准能掏出一只耗子，其他地

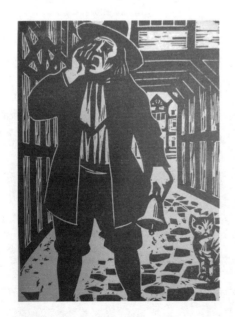

1894 年香港发生鼠疫之后，鼠疫进入了高发期，中国台湾、日本、美国、土耳其都相继流行鼠疫，然后是 1898 年印度的孟买大鼠疫。

方就更别提了。孟买大鼠疫当年起码死亡50万人，其后鼠疫在印度就算扎下营寨了，几乎年年流行，高峰期每周能死5万到6万人，前后10年间全印死亡上千万人。

香港对决，除了细菌之争以外，北里和耶尔森在鼠疫传播途径上看法也不同。北里认为有三个传播途径：外伤、消化道和呼吸道。耶尔森认为没那么复杂，病菌是由某种昆虫携带传播的。

鼠疫大流行期间，巴斯德研究所派保罗·席蒙前去调查，证明耶尔森是对的，是跳蚤把鼠疫从老鼠传给了人，科赫也在实验中证实了这个结论。在这场鼠疫之战中，巴斯德研究所大获全胜。至此，鼠疫传播的途径才被搞清楚。中世纪哪个人身上没有千儿八百只跳蚤，所以黑死病才传播得那么快、那么久。黑死病的消失也和人们卫生习惯的改变有关，人们爱干净了，跳蚤就少了，鼠疫也因此失去了传播途径。

刚进入20世纪，鼠疫就光临美国，从1900年到1904年，旧金山鼠疫不断。市政当局本来没当回事，等到最先得病的121人中只有3个人活了下来才着急了。专家说鼠疫是耗子和跳蚤引起的，市政官员根本不信，下令把城里几千亚裔全部隔离，认为鼠疫是他们带来的，可鼠疫还是没有停止传播，这时候才想起尊重科学，对进入旧金山港口的船进行消毒，杀了70万只耗子，鼠疫才被控制住。

之后，几年之内没有出现大的鼠疫流行。人们却仍然担心，担心大鼠疫在沉默中如黑死病一样暴发。

位于伦敦的圣玛丽医院本身也是一所医学院，是英国第一所现代化医学院，标志着英国的医学水平。到了19、20世纪之交时，大英帝国医学界的中坚大多毕业于此，因此在这里就学的多是来自大英帝国和海外殖民地的精英，其中最出色的一位是来自英国南洋海峡殖民地名叫 Gnoh Lean Tuck 的华裔少年，这几年圣玛丽医院为学生设立的奖学金基本上都归他了，包括 1901 年临床外科手术特别奖、临床医学特别奖、克斯莱克病理学奖学金，1902 年奇德儿临床医学金牌奖等。这位华裔少年家境贫寒，是考取了殖民地总督设立的每年只有两个名额的女皇奖学金才得以到英国本土深造的。

这位华裔少年从圣玛丽毕业后，先在利物浦热带病研究所进行科研，然后赴欧洲大陆，分别在德国哈勒大学卫生学院及法国巴斯德研究所进修。进修结束，他离开英国，返回海峡殖民地，在故乡行医，就在因为大力推行禁毒行动被人陷害之际，接到直隶总督袁世凯的聘请，于 1908 年毅然回祖国报效，出任陆军军医学堂帮办。来到天津后，他按照汉语的拼写，改名为 Wu Lien The，中文的名字是伍连德。

1910 年年底，东三省出现烈性传染病，伍连德受外务府委派，出任东三省防疫全权总医官，统一协调东北防疫。接受任命后，伍连德星夜出关，于圣诞前夜抵达哈尔滨。到达哈尔滨后，发现疫情格外紧急，已成燎原之势。他不顾简陋的条件，冒险进行人体解剖，不仅从死者器官样本中看到鼠疫菌，而且通过血液培养也发现是鼠疫菌，在到达哈尔滨六天之内，即上报北京：东三省流行鼠疫。

第三次人类鼠疫大流行，从中国南方经香港流传全球，16 年后再从俄国传入中国，如霹雳一般暴发。当时身系天下安危的伍连德和 16 年前来到香港的耶尔森一样，也只有 31 岁。

年近花甲的北里柴三郎虽然表面上不沾鼠疫了，在细菌学研究上也取得不少成就，可还是很不甘心，因为在鼠疫上栽的跟头太大了，北里一直想找个机会证实一下自己的实力，因此对世界各地关于鼠疫的消息非常关注。

　　由于前几年东北各地相继出现过小规模鼠疫疫情，得知哈尔滨出现瘟疫后，北里推断很可能就是鼠疫大流行，马上带人来到大连。鉴于16年前的教训，北里此行很低调，几乎未被外界得知。一到大连，北里马上派一名弟子前往哈尔滨，并派人分头去奉天等地，利用日本在东三省的势力，尽快开展研究工作。此时伍连德尚未接到任命，帝国大学那群宿敌也连反应的机会都没有，北里没有重遇在香港那种腹背受敌的处境。

　　东三省的鼠疫大流行给了北里一个不可再遇的机会，时隔16年，北里更加沉得住气了，下定决心没有十足的把握千万不可轻易下结论。上次在香港之所以失手，就是因为没有抓住根本，只看到病人的尸体，没有考虑到传播源的问题，因此这一次一定要在老鼠身上找到鼠疫菌。所以他要求各地的手下尽可能解剖老鼠，只有在老鼠身上发现了鼠疫菌，才能宣布这里流行的是鼠疫。

　　他派往哈尔滨的学生一到那里，就跑到疫情最严重的傅家甸，这是中国人居住区，有一家临时由商会改成的防疫医院。这位日本人到了这里，借了一间房子，雷厉风行地建立起实验室，然后花钱雇人捉老鼠，在实验室里解剖，在显微镜下找鼠疫菌，可是一直没找到。直到伍连德上报北京此处流行鼠疫后，那位日本人还在严格执行老师的命令，不停地杀老鼠。

　　北里虽然远在大连，可是消息灵通。伍连德给朝廷的报告被抄送给驻华外交使团，日本公使火速转交给了北里。北里对伍连德的结论根本不相信，因为他的团队已经解剖了1万多只老鼠了，没有一只带有鼠疫菌，怎么可能有鼠疫呢？

　　北里查了一下伍连德的履历，发现他曾经在巴斯德研究所进修过，心里闪出一丝不快，怎么又是一个巴斯德人？再细细一看，这个人受过微生物学和传染病研究的训练，可是没有获得任何成就，毕业后就回南洋当私人医生去了，来到中国后就在军医学院教书，估计把那点微生物学的知识全忘了。北里松了一口气，认为此人不足为惧，又想起学生写的报告中说，伍连德根本就不认为老鼠是传播鼠疫的关键，这不是笑话吗？看来此人落伍了，这也难怪，在官场上混了三年，怎么可能还能搞学问？

　　想到这里，北里在心里叹了一口气，难怪这大清国江河日下，东三省这么大一场瘟疫，就派这样的人来当防疫主管，不是把国家大事当儿戏吗？

16 守关

　　东三省疫情如山崩在即，可是大清国还死要面子。大清在现代化医学研究、公共卫生和防疫上本来就是一张白纸，在这种情况下最好的办法便是请求国际援助，把英、法、美、德、俄、日等国的专家请来，让他们指挥防疫事务。别的不说，这样一来首先能缓解东三省俄日冲突，因为东三省是俄日两国争夺的地盘。其次是钱不用发愁了，义和团运动之后，给各国的巨额赔偿要从海关收入里出大头，动一块钱也得外交使团批准，让外国专家当指挥，就能顺利地从关税里拿出钱来。可是大清根本不向外界求援不说，连给大清效力的洋人也不起用。

　　北里走过的地方多了，知道洋人的含义。伍连德虽然出生于大英帝国海外殖民地，但他是黄皮肤，而真正的洋人必须是白皮肤的。清廷本来考虑请海军总医官、留美医学博士谢天宝，但谢天宝条件提得太高才转而聘用伍连德。伍连德虽然出自剑桥和圣玛丽，可是他最近这些年根本没有做科研，只是一个教书的，虽然是华裔，却基本上不会讲汉语，只能说客家话，和地方官员交流还得带着翻译。这次疫情的中心在哈尔滨，又不是在香港，谁举荐的这个人？这不是昏了头了吗？

　　大清好面子不找外人帮忙也能理解，可是大清内部有人呀，北洋医学堂就是用英文教学，只不过教授们是法国人。其中首席教授迈锡尼曾于两年前参与唐山鼠疫的防疫工作，虽是正宗的洋人，但有对付传染病流行的实际经验，他本人也自愿去哈尔滨防疫，可是清廷官员只让他听伍连德调遣。

北里笑了，心想这个叫伍连德的年轻人太不知轻重了，这浑水是你能蹚得了的吗？知道不知道，你现在和我在香港一样，不止腹背受敌，而且四面楚歌？

北里把心放回肚子里，继续埋头解剖老鼠。哈尔滨那边笑话就更大了，法国人迈锡尼到了哈尔滨，根本不服从伍连德的命令，一来因为自己岁数大很多，按中国人的习惯长者为尊；二来虽然对方是英国人，可是肤色是黄的，自己是白种人，地位比他高很多，比如英国海峡殖民地的公职只能由白种人出任，而伍连德才自己开业行医，在国际上的声望就更不用说了。结果两人大吵一架，一个顾全大局请求辞职，另外一个赌气等消息。更没想到北京那边一根筋，还是维持原任命，解除迈锡尼职务，限令他回天津北洋医学堂报到。

迈锡尼根本不听北京的，自己找俄国人单干去了，结果因为接触了鼠疫病患者后得鼠疫死了，证明了伍连德的判断：此地流行鼠疫，而且经呼吸道传染。

这样一来，伍连德的威信树立了起来。可是有什么用？对付鼠疫既没有疫苗，也没有药物，俄国人用普通杆菌的抗血清给病人进行治疗根本无效，各种中医中药疗法也一概不管用。

伍连德的办法：隔离。

隔离是非常古老的办法，没什么高深的原理，历次大瘟疫流行时都会采取隔离法，但是效果并不好，因为一是传染病有潜伏期，在没有发病阶段看不出来谁是病人；二是诊断上也有问题，即便真的出现各种症状，按当年的医疗水平也无法快速准确诊断究竟是不是传染病；三是再严格的隔离也会有漏洞。还有一个办法是自我隔离，也就是逃离疫区，可是这样一来反而会把传染病带到其他地方，加上这次的病菌能够通过呼吸道传播，病人一旦逃离，后果会更严重。

从欧洲到旧金山，隔离都没有成功，伍连德提出这个老法宝，能成功吗？

可是不隔离，还能怎么办？

其实，即便是发展到今天，现代医学在对待传染病上，也没有多少更好的办法。例如清洁卫生，这是从古代就有的防病措施。古人基于经验，认为不讲卫生就会生病。而现代医学则是从预防病菌感染的角度采用这个办法的，虽然办法一样，但科学知识慢慢使得更多的人相信和遵从，尤其在医疗和饮食行业中强制性地使用，达到了断绝传染源的目的。

隔离也是一样，知道疾病能够传染后，把病人和正常人隔离开，就应该没事了。可如果没有流行病学和微生物学知识，不知道传染方式和传染源，隔离就不会有效。在之前的历次鼠疫流行中，不乏隔离行动，但科学家只是做研究，当配角，只有这一次歪打正着，伍连德有了指挥防疫的全权，他才能够按自己的办法进行隔离。

科学的隔离必须要靠各方面合作，动员全社会的力量，采用雷霆手段，而且必须牺牲一小部分人的自由和人权以维护大多数人的健康。首先不能仓促隔离，而是要了解疾病是怎么传播的，还必须对科学有坚定的信心，毫不犹豫地坚持下去。伍连德正是对科学没有丝毫怀疑之人，迈锡尼事件也帮他树立了权威，他了解到鼠疫通过呼吸道传播，于是建议戴口罩，在隔离措施上也更为严谨。加上他手持东三省防疫全权总医官这柄尚方宝剑，一声令下，便让东三省各地开始隔离，要求关内也采取严格的防疫措施，并毅然采取焚尸制度。隔离开始后，各地严格坚持执行，结果在百日之内，鼠疫绝迹。东北大鼠疫死亡6万多人，只是之前印度鼠疫流行时一个星期的死亡人数。

　　这场大鼠疫的绝迹，当然有气候变暖后，鼠疫杆菌失去传播能力的原因，更主要的是严格的隔离措施切断了鼠疫在人群中的传播，使得鼠疫杆菌在一定的人群中传播了一个春天后就消失了，从而避免了鼠疫杆菌在不断的传播过程中有可能出现的变异，没有酿成黑死病或者印度大鼠疫那样的长期瘟疫之祸。

　　大清国居然能够在现代科学领域扬眉吐气，让朝野上下非常振奋。朝廷马上召开万国鼠疫研讨会，伍连德任大会主席，北里是副主席。1911年4月3日，在奉天小河沿惠工公司陈列室，有一位穿西洋礼服的年轻人，和一位也穿西洋礼服的老人微笑着握手。年轻人的笑容是那么的灿烂，老人的笑容却显得有些勉强。

　　从这一刻开始，北里终于感到自己老了，曾经的万丈雄心和凌人盛气在这位笑容灿烂的年轻人面前烟消云散。这一刻两个人的思绪都回到17年前：北里想起来，那个高高的、也被南方的海风吹得黑黑的法国人也是这么年轻；伍连德的思绪则回到三舅的灵前，从心里涌出一份自豪，原来报国不一定在疆场。

17　国士无双

　　有些人的生命轨迹似乎注定要交叉在一起。1891年北里奉命顺道考察各国卫生防疫事业时，英美名校为了和德法在微生物学上一较短长，纷纷以教授头衔挽留这位在微生物研究上颇有成就的东方人，其中包括英国剑桥大学，可是北里以报效祖国为由婉言谢绝。如果他留在剑桥，剑桥的微生物学研究水平肯定会突飞猛进，而1896届毕业生的头一名、同样为东方人的伍连德肯定会投身北里门下，因为他毕业后的兴趣就是微生物学。

　　大会上，伍连德报告了在哈尔滨的隔离和研究情况，他关于肺鼠疫的理论得到各国专家的认可。北里报告了自己解剖的4万多耗子没有一只带有鼠疫菌。这一回合，伍连德胜了，科赫研究所在鼠疫上还是不敌巴斯德研究所。

　　东北大鼠疫引起关注的浅层原因，是因为这是人类历史上研究得最为详细的一次大规模鼠疫流行。84年后印度再次流行鼠疫，其来龙去脉还是和过去一样稀里糊涂。东北大鼠疫不仅传播途径研究得相当清楚，而且找到了最初的病例，这场鼠疫大流行的源头被精确地定位在俄国大乌拉站的一间华人工棚里。这一切全是伍连德的功劳，他对这次鼠疫进行的详细的流行病学调查，使他的结论非常可信，从起源、传播、流行到控制的各个环节上，都不存在大的分歧，不像其他鼠疫大流行后留下很多疑问，甚至连是不是鼠疫都存在争议。

伍连德的成名不是靠运气，也不是靠机遇，而是靠踏踏实实一丝不苟的科学态度。就像毛泽东讲的，世界上的事怕的就是"认真"二字，北里柴三郎在香港缺的就是认真二字，在东北认真不缺，却用错了地方。北里平生在微生物学上建树颇多，无愧"亚洲微生物学第一人""东方巴斯德"之称，唯独在鼠疫上屡战屡败，两次输给31岁的后辈。他在鼠疫上的失足也许正体现出自我膨胀的日本的一个侧影。

东北大鼠疫的到来证实了欧洲人长久以来的担心，那就是黑死病早晚会卷土重来，而且会和14世纪一样，从黑土地南下，然后西行。这个隐藏了500多年的恶魔的阴影终于在1910年走到光天化日之下，因此从它刚刚出现，就引起了全世界的恐慌。尽管对鼠疫的病原和传播途径的研究已经有了长足进展，但是人类对如何治疗鼠疫依旧束手无策。也幸亏中国没有微生物学家，否则去个北里那样的，慢吞吞地埋头研究，丝毫不理会如何控制和防疫的话，鼠疫就会像元末那样，先在华北然后流行至全中国。以1910年中国的人口总数估算，死亡的绝不止一两千万。

从1860年开始，50年的移民大潮让东北从不见人烟变得处处人迹。就是在1910年，朝廷正式废除了自乾隆时期以来汉人出关垦殖的禁令，因此移民规模猛增，这一年仅由山东半岛乘船到东北的移民就达36万之多，走陆路的就无法统计了。这么多人中有很多是想找个地方扎根，但也有的是去发财的。

西方妇女喜欢穿貂皮大衣，貂皮值钱，于是有人发明了一门技术，将旱獭皮处理得和貂皮一模一样，从此西方妇女穿着招摇过市的貂皮大衣全是旱獭皮仿制的假货。货便宜需求量就大，满洲里有一个专门的旱獭皮交易市场，1908 年成交量 70 万张，到了 1910 年成交量达 250 万张，价格居然还涨了 6 倍多。

于是来发财的关内移民成群结队地去捉旱獭，近处的抓光了就去远处，远处抓光了就去苏俄境内。从中国东北到苏俄西伯利亚的旱獭全被扫荡了，导致旱獭身上的鼠疫杆菌最终变异出一株在人群中靠呼吸传播的剧毒菌株。

伍连德确认的肺鼠疫，解决了很多疑点。比如对于黑死病的传播方式一直存在疑问，再加上记录下来的症状也不全是典型的腺鼠疫症状，因此有人提出非腺鼠疫说。从肺鼠疫的角度，这些疑问就很容易解释了，因为肺鼠疫是呼吸道传播，那些非腺鼠疫的症状正是肺鼠疫的症状。黑死病流行时可能同时存在着腺鼠疫和肺鼠疫，或者在传播过程中有的腺鼠疫变成了肺鼠疫。

伍连德从此在哈尔滨苦心研究鼠疫防疫。1920 年，鼠疫卷土重来，由于准备充分，得以在流行早期进行防疫，第二次鼠疫流行很快被控制，至此第三次全球鼠疫大流行接近尾声。北里并没有参与这次鼠疫的防疫。伍连德借此之功，成为国际鼠疫预防的头号专家，于 1915 年和 1916 年出任中华医学会的第一、第二任会长，被封为男爵的北里柴三郎于 1923 年出任日本医学协会第一任会长，他们在东北大鼠疫期间的对决称得上是未来中日医学主帅的巅峰之战。东北抗鼠疫的医学贡献更让伍连德于 1936 年成为第一位获得诺贝尔奖提名的中国人。

18 鼠蚤犹在

第二次东北大鼠疫后，再没有发生严重的鼠疫流行。之后各种抗生素相继被发明，其中1944年发现的链霉素对鼠疫菌有特效，从此鼠疫走向末路，人类和鼠疫的斗争终于以人类彻底胜利而告终。

但是，鼠疫并没有消失。

1994年9月18日，是印度象神节的最后一天。古吉拉特邦苏拉特市突然有无数的人高烧不退、咳嗽、打喷嚏、吐血和昏厥，病人很快相继死亡，死者浑身发黑，表情非常痛苦。

当地政府一看这么多人同时生病，判断肯定是有人在水源投毒，下令切断自来水供应，本市200万人爱喝什么喝什么。没有水喝了，发烧咳嗽的越来越多，终于有人建议应该查查血，看看这些人是不是得了传染病。一查血发现，就是鼠疫。

政府马上开始卫生防疫，可是鼠疫已经大面积流行。当地的医疗条件非常差，医疗设备十分落后，医务力量严重不足，而且医治鼠疫的抗生素更是奇缺。到10月4日，已有1000多人被送进医院，死亡50人。全城陷入恐慌，苏拉特市200万人跑了30万，鼠疫也因此迅速被带到印度各地。

之后通过国际合作消灭了鼠疫，人们这才意识到，有了抗生素并不表明没有了鼠疫。和天花不一样，鼠疫菌在野生啮齿类动物体内永远存在，除非人类把野生啮齿类动物加上跳蚤全消灭了。因此清除鼠疫的可能性几乎为零，也就是说，人类还是要和鼠疫菌共存下去。

更为严峻的是，从 1997 年开始，鼠疫菌开始出现抗药性，接连发现对抗生素有抵抗性的毒株。进入新世纪后，人类和鼠疫可能又要进行一场竞赛，究竟是人类先发明对鼠疫更有效的抗生素，还是鼠疫先形成能抗药的强毒株？科学家除了要尽快研究出新的特效药之外，也把控制鼠疫大流行的希望寄托在卫生防疫措施上。

还有一个可怕情况是真正的威胁并非来自自然界，而是来自我们自身。

1941 年年底，中国湖南常德地区暴发鼠疫，上万人死亡。中国政府火速派遣卫生防疫专家包括伍连德的弟子和旧部下赶到疫区，经过调查，他们得出了结论：这场鼠疫是日寇通过用飞机空投带有鼠疫细菌的跳蚤引起的。这个说法一开始并没有得到欧美国家的认可，他们认为在没有老鼠存在的情况下，空投一大群鼠跳蚤不会有什么用。

可事实并非如此，"九一八"事变后，日军接管了伍连德在哈尔滨创建的领先世界的鼠疫研究机构，成立了 731 部队，由石井四郎负责，研究细菌战。

如果换成和平环境下，为人傲慢固执的石井四郎没准能成为日本又一位微生物学大师，他对鼠疫的研究热情使他成了生物战史中有名的人物。一开始他打算通过投放携带鼠疫的老鼠造成鼠疫流行，可是没有成功。因为带着鼠疫病菌的老鼠本来就活不了几天，放出去以后它们身上的跳蚤还必须能咬到人，这点不太容易实现。

老鼠不成只能仰仗鼠跳蚤，再不成的话就用人跳蚤，结果他还真的把人跳蚤研发成了有效的生物战武器。常德等地的鼠疫就是这种"武器"引起的。

石井四郎歪打正着，证明了黑死病主要是靠人跳蚤传播的，在成天不洗澡不换衣服的中世纪欧洲人身上，跳蚤不是有没有的问题，而是有多少的问题。

石井四郎的这个研究成果从科学的角度看可以说相当的出色，但在道德上却无比的邪恶。不仅在疫区造成上万中国人死亡，而且他在研究过程中用了上万名中国人、蒙古人和苏联人做人体试验，是十足的断魂研究。

眼看日本战败是必然的，石井四郎妄想用细菌战挽救日本，可惜他那点修行还太浅。战争结束，石井四郎用细菌战资料和美国进行交易，麦克阿瑟留了他一条命。美国这么做，就是图石井手里的资料。那批包含伍连德心血的宝贵的资料，是美国用来和苏联进行细菌战的基础。

美军的担忧不是没有道理的，冷战时期双方各自不停地研究生物战，苏方确实把宝押在鼠疫上。每当专家们提出新的生物武器方案时，苏联生物武器项目负责人尼古拉·尤拉克夫少将准会让他们闭嘴：搞那么多花里胡哨的干什么？我就要一株，一株就够了。

他指的那株就是引起黑死病的剧毒旱獭鼠疫菌株。

冷战结束了，苏联也垮台了，可是尤拉克夫的咆哮还在地球的上空回荡。

鼠疫，还在我们身边。

SMALLPOX

天　花

01 镜子里的麻点

1676年，列文虎克在显微镜下看到了细菌。

同一年正值中国康熙十五年（1676），北京城里秋意盎然。

紫禁城中，皇帝下了朝，来到凉爽的书房，内侍小心翼翼地为皇上更衣，年轻的皇帝则若有所思地看着镜中的自己。

年方22岁的康熙想起适才得到的捷报，心绪豁然开朗。三藩之乱已历时三年，直到最近福建耿精忠投降，朝廷才扭转了败局，自己这一步险棋算是走对了，假以时日，三藩定能平复。想到这里，康熙露出了笑容，然而这笑容转瞬便凝固了，因为皇帝在镜中看到了自己脸上的一件事物：麻子。

那一个个的麻点从小就长在脸上，康熙以往照镜子，并没有因为脸上的麻子而烦恼过，甚至还有些得意扬扬，因为如果没有这些麻点，皇帝的位子或许还轮不到自己，麻子带给他运气。

清军入关之后，除了面对各种反对势力外，还必须面对另一个严重的威胁，就是天花。在关外，满族中基本上没有人得天花，进入中原之后，天花却成为威胁满族人健康和生命的最严重的传染病。

天花是由病毒引起的疾病。人刚感染天花病毒时没有任何症状，通常在第12天开始发病，病人高烧、头疼、肌肉痛，还呕吐，到第18

天，全身出现斑点。如果病毒攻击心、肾、肝、脑、肺等重要脏器，病人在一个月以内就会死亡，病死率为33.3%。存活者中有六分之一单眼或双目失明，每个幸存者身上都会留下永久性的斑点，也就是麻子，除了少数人以外，多数人因此显得非常丑陋。

人得过天花以后获得终身免疫，不会再得。所以天花在人群中的流行是间隔性的，一次流行中，这个地区大部分从来没有感染过天花的人被感染了以后，病毒流行便会因为缺乏感染对象而终止。过一段时间，天花再次光临，因为成人大多具有免疫力，所以感染对象以从来没有接触过天花病毒的儿童为主。

即便一直接触天花的汉族，其被感染儿童的死亡比例也达到三分之一，何况对天花不具备任何免疫力的满族人。顺治就是因为少年时没有接触过天花，成年后才被感染，这种情况往往是致命的，所以顺治只活到24岁，临终前让康熙即位，就是考虑这个儿子已经有免疫力，不会和自己一样年纪轻轻的就死于天花。

现在，康熙20多岁了，虽然自己不再会死于天花，但天花一直是笼罩在他心头的一个阴影，因为皇族中还会不断有人死于天花，自己的皇子要面临这种生死考验，选皇储也要以脸上有没有麻子为重要标准。

康熙从麻子想到天下，这个天下是他爱新觉罗家的天下，难道爱新觉罗家每一代皇帝都必须是麻子吗？

不！他要改变这个命运。

因为他是个好学的皇帝，不仅受中华文化的熏陶，也通过西洋传教士对西方科学技术颇有涉猎，当时西方正值文艺复兴的光辉时代，加上康熙本人雄才大略，才敢于向命运挑战。

看着镜子中脸上的麻点，康熙开始思考，天花究竟是怎么引起的。

<u>02</u>　天花的源头

　　天花病毒是流行于人类中的古老病毒的代表，它在人类中的传播历史和其他烈性传染病病原体例如鼠疫杆菌一样，大约有 1.2 万年的历史。那个时期有两个大事件，一是人类经过白令海峡的陆桥来到美洲，另外一件是在非洲出现了农业社会。由此断定天花的出现不可能太早，很有可能滋生于非洲的农业活动中，因为美洲原居民没人得天花。

　　天花病毒是从啮齿类的痘病毒变异而来。人类定居进行农业耕作之后，最常接触的就是野生啮齿类动物，因为这些生物大多生活在人类开发的农田中。和打猎不一样，农业耕作要天天泡在田里，远比三两天打着一只猎物时和动物接触得频繁，这样动物的痘病毒就和鼠疫杆菌一样，在和人类的这种密切接触中出现变异，越过了物种之间的界限，成为危害人类的天花病毒。

　　世间万物都有各自的圈子，通常情况下动物和寄生在自己身上的微生物能和平共处，但是如果这种微生物跑到另外一种动物身上，就可能产生危害。当原来寄生在啮齿类动物身上的病毒在接触过程中被人感染上的话，会有两种结果。大多数这样的感染都是一时性的，最多杀死被感染的人，病毒不会传染给别人。但是，极个别的时候，病毒在人体内发生变异，并完全适应人体的环境，将人类变成了自己的宿主，还可以从一个人身上通过不同的途径传给另外一个人，一种新的病毒性传染病就出现了。由于这类病毒是外来病毒，人类对其很不适应，身体会出现剧烈的反应，成了我们所说的疾病。

近年来，有艾滋病这种动物病毒在人体中完成变异的例子，也有SARS这种几乎完成变异的例子。艾滋病病毒彻底地成为人类病毒，而SARS病毒并没有完成在人群中传播的过程。这两种病毒出现时，正值病毒学技术特别是分子病毒学技术突飞猛进的年代，因此我们获得了很多资料，借此可以推断出动物痘病毒变成人的天花病毒的过程。

人类进入农业社会后，开始饲养动物作为固定的肉食，这样一来和动物病毒接触的机会就更多了。野生的病毒一般来说对人类无害，因为在进化过程中人类已经适应了这些自然环境中存在的病毒，但饲养动物这种改变动物自然生活习性和环境的做法让大量的动物高密度繁殖，在为人类提供稳定的肉食的同时也为病毒繁殖和变异提供了温床。从这时起，环境就被分成人类社会、野生世界和家畜圈，家畜圈介于人类社会和野生世界之间，往往成为两者之间微生物传播的纽带。

病毒考古学除了利用分子生物学技术之外，还有其他手段。木乃伊的存在就为病毒考古学提供了一个非常难得的证据，虽经过几千年，木乃伊不仅骨骼还在，皮肤表面也算完整。1898年，古埃及十九王朝的一位法老西普泰的木乃伊被发现，他于公元前1197年到公元前1191年在位，死的时候年仅16岁。这具木乃伊的左脚有残疾，专家们认为这是患过小儿麻痹的特征，这具木乃伊生前是迄今为止已知最早的一例病毒性传染病患者。

制作木乃伊需要把尸体浸在一种防腐液里面，过70天后取出晾干，再往里面填进香料，外面涂上树胶，然后用布包裹起来。木乃伊讲究在人死后7天之内开始制作，否则尸体就可能腐烂。但是根据纸草书的记载，有一位法老死了两年后尸体才被做成木乃伊。这位法老比西普泰晚半个世纪在位，是古埃及二十王朝的拉美西斯五世。拉美西斯五世死于公元前1145年，当时30岁，统治埃及才4年。拉美西斯五世之后是拉美西斯六世，他并不是拉美西斯五世的儿子，而是他的叔叔。这两点加起来，很像是叔叔武力夺了侄子的位子，还把侄子杀了。可是一检查拉美西斯五世的木乃伊，发现脸上全是麻点，很明显是和顺治皇帝一样，成年后得了天花，并因此而丧命的，估计当时制作木乃伊的人也全得天花死了，直到两年以后病毒慢慢消失才有机会把他做成木乃伊。

拉美西斯五世是迄今为止已知的最早的一例天花病人。连法老都得天花死了，说明古埃及王国当时有天花流行。尼罗河流域的古埃及文明是人类社会最早出现的高度文明，天花在古埃及流行有其理所当然的理由。

拉美西斯五世的爷爷和拉美西斯六世的爸爸拉美西斯三世是古埃及二十王朝的第二位法老，他之后的法老按照拉美西斯四、五、六、七、八世排下去，但拉美西斯三世的爸爸并不是拉美西斯二世。拉美西斯二世是古埃及十九王朝的第三位法老，十九王朝的开国法老是拉美西斯一世，拉美西斯二世是他的孙子。拉美西斯二世的太子本应是拉美西斯三世，可是没想到拉美西斯二世在位60多年，活到90多岁，原定继位者和他下面11个弟弟全都走在老爸的前面，拉美西斯二世终于坚持不住去世以后，继位的是他的第十三个儿子麦伦普塔赫，已经60多岁了。几十年后改朝换代，这个拉美西斯三世让下一个王朝的法老继承了。

拉美西斯三世之所以愿意给前朝法老当儿子，是为了要沾拉美西斯二世的光。拉美西斯二世是古埃及历史上最伟大的法老，埃及自新王国时期开始对外扩张，十九王朝建立后，两代法老加大扩张力度，到拉美西斯二世之时登峰造极，在即位第五年也就是公元前1276年，他亲率4师2万人之众出埃及，在叙利亚卡叠石迎战赫梯帝国的5万大军。

埃及文明不断扩张的同时，两河文明也呈现鼎盛之势。两河是四战之地，由于无险可守，只能富国强兵。当时统治两河流域的赫梯帝国是一个军事化国家，最强大的时候常备军多达30万，更重要的是，赫梯帝国首先使用了铁器，在军事技术上，赫梯帝国强于十九王朝。

卡叠石之战是人类历史上第一场真正意义上的战争，起初埃及军队被打得丢盔弃甲，眼看就要一败涂地。可就在一夜之间，勇猛的赫梯军队从老虎变成绵羊，让对手打得抱头鼠窜，最后伤亡惨重的双方握手言和。

究竟发生了什么事让赫梯溃不成军？原来决战前夜赫梯军营瘟疫大流行，这场坏了赫梯一统天下大业的瘟疫就是天花。此后在天花的不断打击下，赫梯帝国一蹶不振，只好和埃及结盟，把公主送去和亲，百年之后赫梯帝国被肢解。可见即便拥有当时世界上最先进的武器，也难敌瘟疫之患。赫梯灭亡之后，其铁匠散落各地，将冶铁技术传播开来，公元前800年传至印度，公元前600年传至中国。后来汉击匈奴，靠的正是铁器。

从一本书，到一本书，再到一本书

中国没有木乃伊，因此对于天花什么时候在中国出现，得从文字中找答案。

《封神演义》就有关于天花的描述。姜子牙攻到了潼关，守关的余化龙将军有特殊技能，能让周军全军卜下长痘痘。后来封神的时候也给会撒痘的余家人留了位子，封余化龙为主痘碧霞元君，原配金氏为卫房圣母元君，五个儿子余达、余兆、余光、余先、余德为东、西、南、北、中五方主痘正神，共掌人间时症。

周朝建立后，天花就由这姓余的一家子在中国代代"任其行施"。后来不知道为什么余化龙父子慢慢在神仙堆里不见了，管天花的就剩下他老婆，叫痘神娘娘，连宫里都供着。但是民间传来传去走了样，出现云霄、琼霄和碧霄三个管天花的。这些痘神娘娘嫉妒心都特强，谁家的孩子长得好看，马上就撒一把痘，即便不死也落得一脸麻子。于是一到年三十晚上，爹妈都要做一个特丑陋的纸面具给孩子们戴上，为的是骗过撒痘的。天花这个名字也来自于此，意思就是天女散花。

按这种说法，天花在中国最早出现在商末，也就是公元前 1050 年左右。可惜成书于明朝的《封神演义》不能作为历史考据。

关于天花的文字记载在西方也找不到，古希腊之后，欧洲人直到文艺复兴之前都在医学方面乏善可陈，其他地区关于天花的记载也是一片空白。直到公元 10 世纪天花才第一次出现在阿拉伯人的记载之中，但印度人认为他们关于天花的记载比阿拉伯人早 500 年。

中国的医学古籍和欧洲自古希腊之后的医书一样，林林总总数量很多，但对疾病症状的记载并不详细。《本草纲目》算是把中药总结了一下，但关于疾病特别是传染病的资料往往非常简略，通常用大疫二字一带而过。20 世纪初，美国军医署图书馆馆长总助理嘉里逊在编写美国第一部全面介绍世界医学史的专著时，由于很难找到中国的医学史材料，只好参考印度人和阿拉伯人关于中医的记载。1913 年，《医学史》问世，很快成为医学史方面的权威课本和主要参考书。

1916 年，嘉里逊收到一封来自中国的信，这是他收到的唯一一封中国读者的来信。写信的是时任大总统侍从医官、外交部总医官、北满洲里防鼠疫局局长的伍连德。

伍连德拿到嘉里逊的书后，先找了一下有关中国的内容，发现 762 页的书中，只有不到 1 页是关于中国医学的，内容如下：

中国医学是完全静止的，如果我们直到现在还受中世纪思想的指导，我们的医学水平可能也会和中国的一样。他们的作品很多，但是没有一部有哪怕一丁点的科学价值。这些作品的特点是对权威的崇拜，只有僵化的形式以及迂腐多余的细节。中国的解剖学认为人体有 365 块骨头，有些理论体系认为头颅仅有 1 块骨头，另一些则认为男性头颅有 8 块，女性有 6 块。喉通向心，脊髓通睾丸，肺有 8 叶，肝有 7 叶。脾和心是用来思考的器官。由于有这些对人体构造的不恰当认识，中国很少实施外科手术。因为这是一个教义上坚决反对抽血与尸体解剖的民族。阉割实际上是他们唯一施行的手术，当他们拔火罐和按摩时，并不放血，而是艾灸或针刺。艾灸是将易燃的小圆锥体放置在全身，然后点着。针刺是将特制的细金针或银针插入绷紧的皮肤内。这些操作都是为了对痛风和风湿病进行反刺激。中国人非常擅长按摩，而且是第一个使用盲人按摩师的。中国病理学的特点是极其琐碎，大约列出了10000种不同的发热，14种痢疾。在诊断上，他们非常重视脉搏，将它细分为许多种情况，并且把手指像弹钢琴一样放在每只手桡动脉上的不同部位来感知。这样，就可以得到6组脉搏信息，每组都对应不同的器官和疾病。中药材包罗万象，除了众所周知的药物，如人参、大黄、石榴根、乌头、鸦片、砷剂、硫黄和汞剂（用来涂搽和熏蒸梅毒）外，还有许多令人作呕的药，如动物的器官或分泌物。古中国人就知道了天花的预防性接种，这可能是他们从印度学来的。

伍连德认为这样写严重失实，因此写信给嘉里逊。嘉里逊在回信中说，中国医学可能有其长处和特点，但是目前没有用外文介绍的，既然中国医学有很多有价值的东西，为什么中国人自己不对外宣传？

伍连德读到回信后，受到很大震动，一方面继续写信向嘉里逊介绍中国医学的成就，使得1929年《医学史》第4版出版的时候，有关中国医学的内容增加到了4页，内容包括《神农本草经》《黄帝内经》和《本草纲目》以及20世纪的一些重大事件。另一方面伍连德找到医学史专家王吉民，两人当即决定，写一部中国医学史。这项工作工程浩大，前后花费了近16年时间，最终英文版的《中国医学史》问世，不仅填补了中国医学史的空白，也解决了历史上的很多问题，包括天花是怎样传入中国的。

　　王吉民在中医古籍中找到这样一条记载："比岁有病时行，乃发疮头面及身，须臾周匝状如火疮，皆载白浆，随决随生。不即治，剧者多死。治得瘥后，疮瘢紫黑，弥岁方灭"。这条记录无疑说的是天花，成文时间是公元4世纪，一下把中国对天花的最早记载提前了600年，不仅比阿拉伯人早，而且比印度古书中关于天花的记载也早100多年，为中国人又创造了一项世界第一。

04 祖传的神仙

上文所提的记载出自《肘后方》，作者是晋人葛洪。这是一本中医方剂书，原名《肘后救卒方》，是葛洪编写的《金匮药方》的精选本。内容涉及常见内科急症、外伤和寄生虫病等，书中开出的方剂实用、便宜，因为页数不多，可以绑在手肘后面携带，所以叫《肘后方》。后来南朝陶弘景将该书增补为《补阙肘后百一方》，金朝杨用道再次增补，成为今本《肘后备急方》。

《肘后方》在中医书籍中远不如《本草纲目》有名，可如果从医学的角度看，它比《本草纲目》地位要高得多。历史上第一个准确记载天花病例还在其次，它收录的两个药方非同小可。

其一是治疗疟疾的方子。中医学在现代医学领域中最大的成就是发现青蒿素可以治疗疟疾。由于疟疾始终对人类健康产生着严重威胁，除奎宁外，对新的抗疟疾药物的需求量一直很大。越战期间，疟疾严重困扰交战双方，越方因此向中国求助。1967年国家启动523项目，试图用中西医结合的方法解决这一难题，最终确定了两种对治疗疟疾可能有效的中草药，一种是常山，一种是青蒿(黄花蒿)。然而青蒿素的提取却一直不成功，最后屠呦呦在《肘后方》中发现了这样的记载："青蒿一握，以水二升渍，绞取汁，尽服之"，并因此受到启发，改用乙醚将青蒿素提取成功，并因此获得拉斯克奖和诺贝尔生理学或医学奖。没有这一条记载，可能就没有青蒿素。

另外一个是治疗狂犬病的方子，办法是把狂犬的脑子敷在狂犬病患者的伤口上。虽然最终征服狂犬病的是一代宗师巴斯德，他将患狂犬病的狗的脊髓暴露在空气中制备出减毒疫苗，但《肘后方》中记载的办法已经很接近巴斯德的科学方法，这可是在巴斯德研究出狂犬疫苗的1500年前。

凭这两件，葛洪在古代医学家中，虽然不能媲美古希腊的医圣希波克拉底，也足以和其他古代医学名家比肩。

葛洪生于太康四年（283），卒于兴宁元年（363），他祖父的弟弟叫葛仙翁，是三国时有名的方士。葛家是当时的名门望族，葛洪长大以后接班当官去了，最后还封了侯。老了以后继承家里的传统去做神仙，找了个山清水秀的地方大炼石头，不仅想着自己成仙，还把道教理论好好整理了一遍，给道家的前辈们挨个封神。

医学本来就起源于巫术，中国古代的医生都会点道术，道士也都能看病。按科学的分类，方术应该算古代化学，巴斯德也是一名化学家，他和葛洪可以说是一个专业。

八王之乱后，葛洪滞留广州多年，开始留心医药，在他的书中，还记载了恙虫病，也是世界第一人。此外他还记载了结核病，是中国记载此病的第一人。公元310年中国北方大疫，根据现存的零星记载推断非常像天花流行，由于当时战乱，人口流动很频繁，这场大疫不久就传到岭南，因此被葛洪记录在《肘后方》中。

《肘后方》专治急症，天花列于其中，可见当时天花是很常见的病。对于这种急性传染病，古人叫它"天刑"，认为这是天降的灾祸，是鬼神作怪。没想到葛洪这位祖传的神仙不这么认为，他认为病人中了外界的疠气。这种见解已经有点微生物学的神韵了。

葛洪还进一步记载了天花的来源："建武中于南阳击虏所得，乃呼为虏疮。"建武是汉光武帝的年号，意思是说天花是在东汉初年的战争中从敌人身上传给汉军而进入中国的。这个说法在中医古籍中也很另类，王吉民先生经过取证，发现葛洪的这段记载，和伏波将军马援有关。

05 何必马革裹尸还

伏波将军是个很响亮的名号，葛洪曾因为平息扬州之乱有功，被任命为伏波将军，后来获赐关内侯。历代伏波将军中最有名的当属马援。他是东汉开国名将。

"青山处处埋忠骨，何必马革裹尸还。"这句豪迈的诗讲的就是马援的故事。东汉初年，匈奴、乌桓来抢劫，当时马援已经 54 岁，主动要求率军迎战，留下一句豪言壮语："男儿要当死于边野，以马革裹尸还葬耳，何能卧床上在儿女子手中邪？"

过了 9 年，63 岁的马援又出征了，武陵那里的野人和中原没什么接触，所以暴力抗税。马援以剿匪的名义带人去了后，发现战斗只能在深山老林间展开，基本上要进行肉搏，最终"士卒多疫死，援亦中病"。士兵死了大半，他也死了。死去的士兵就地埋了，因为马援的遗嘱是马革裹尸还葬，于是他手下就用一张厚马皮裹着他的尸体往回运。

王吉民认为马援就是得天花死的，因为要运回他的尸体，结果把天花一道带回中原。当时如果就地把马将军埋了，或许天花能晚传进来几百年。

但事实是，马援并没有远去西域，他死的时候天花早就传进来了。

西汉以前，中原一直承受着从西或者从北而来的游牧民族的巨大压力，经过秦汉之际的战乱，北方的匈奴趁机强大。

到了汉武帝时期，朝廷竭中原之人力物力，准备与强大的匈奴决战，一时间东亚风云激荡。一代名将卫青、霍去病应运而生，汉朝开始渐渐掌握了战争的主导权，但要稳操胜券，还必须寻求更好的时机。就在这时匈奴俘虏提供了一条信息："匈奴破月氏王，以其头为饮器，月氏遁而怨匈奴，无与共击之"，让汉武帝看到联合其他受匈奴压迫的民族夹击匈奴的可能，并趁此机会彻底赢得了战争。

建元三年（前138），张骞以郎官身份率100余人西出阳关。张骞并没有明确的目的地，只知道向西走。对汉人来说，西域是未知的世界。13年后，张骞与堂邑父历尽艰辛回到长安，带回了陌生的西域的各种信息。7年后，张骞再度出使西域，丝绸之路诞生，这条路从此成为欧亚之间最重要的贸易通道。

"男儿何不带吴钩，收取关山五十州。请君暂上凌烟阁，若个书生万户侯？"有汉一代，西域是男儿博取万里功名之地。张骞之后陈汤、甘延寿扬威西域，一句"明犯强汉者，虽远必诛"，两千年后犹令人热血沸腾。"不入虎穴，焉得虎子"，班超班勇父子令大汉在西域重现武帝之辉煌。那逝去的200余年间，多少大汉儿郎关山度若飞，万里觅封侯，是中华历史上武威辉煌的一页。

然而，张骞开拓的丝绸之路除了进行贸易之外，还交流了欧亚之间的其他东西。

公元165年，罗马军团从叙利亚带回了被称为"安东尼瘟疫"的流行病，15年间导致罗马本土包括皇帝在内三分之一的人口死亡，有人估计死亡人数达500万，罗马从此开始难以抵抗蛮族的侵蚀。70年后，

251 年到 266 年，又一场横行 15 年的瘟疫在罗马出现。瘟疫是从北非传来的，高峰期罗马城每天的死亡人数达到 5000，郊区人群的死亡率更高。这两场瘟疫正是天花，从这时起，天花就在欧洲扎根，不断地流行，后来伊斯兰教兴起，通过和基督教的战争，又多次把天花带到亚洲，引起大流行。

就在这一时期，天花经丝绸之路传入东方，从汉武到光武，天花渐次传到武陵，然后由军队带入内地，从此在中国扎根。

之后，西方的罗马帝国和东方的汉帝国一道走向衰败，经过几百年的动荡和民族大融合，两个伟大的帝国消失了。双方之兴起，是上千年的累积，而双方之衰落，则不是巧合，是一种必然。

不得不说，这个必然正是在瘟疫的推动下形成的。

06　人生只能错过两班船

1541 年，西班牙国王、神圣罗马帝国皇帝、西西里国王、那不勒斯国王和低地国家至高无上的君主查理五世的车队刚刚走出宫门就停了下来。查理五世问随从发生了什么事，随从禀告：有人拦道。

查理五世从车内向外一看，一位老者拦住了道路，不禁有些气恼，呵斥道："什么人如此大胆？"

那老人施臣子礼，然后傲然回答："我就是给你行省比你祖先给你城池还要多的那个人。"

查理五世勃然大怒，正要发作之际，突然想到了一个人，因为只有这个人，才有资本这么狂妄："你是科尔蒂斯？"

此人正是征服了阿兹特克帝国，万里封侯的荷南·科尔蒂斯，因为在墨西哥受到王室官员的不公正对待，返回西班牙找国王申诉，可是国王被一群宵小包围着，科尔蒂斯无奈，只好拦住国王车队。

查理五世只好忍住怒气，因为科尔蒂斯说得对，西班牙之所以成为帝国，科尔蒂斯是头号功臣。

汉开边，功名万里，如果没有卫青、霍去病舅甥这一对绝代双骄，就不会有击灭匈奴的霸业。西班牙帝国也一样，能够在美洲大陆建立广阔的殖民地，靠的不是一船又一船冒着喂鱼的危险到美洲碰运气的人，而是另外一对绝代双骄。他们是远房表兄弟，哥哥是征服印加帝国的弗朗西斯科·皮萨罗，弟弟是征服阿兹特克帝国的荷南·科尔蒂斯。美洲大陆仅有的两个帝国就是被他们兄弟俩征服的，没有他们，就没有西班牙的美洲霸业。

其实，科尔蒂斯征服阿兹特克帝国靠的是一件举世无双的武器：天花病毒。除此之外，还有巧合。

1502 年，皮萨罗和科尔蒂斯准备随新任伊斯班纽拉岛总督尼可拉斯·德·欧班德前往美洲。临行前风流成性的科尔蒂斯勾引了一位少妇，两人正在云雨之时，少妇的老公回来了，科尔蒂斯赶紧逃走，在翻墙时因为慌张掉了下来，摔成重伤，无法出海，皮萨罗只能独自远航。2 月 13 日，船队出海。

虽然西方人忌讳13这个数字，但这一天是星期天，是所谓的主日，因此主保佑船队安全抵达了伊斯班纽拉岛，却把 13 的霉运转给了返航的船队。1502 年 7 月 1 日，卸任的伊斯班纽拉岛总督佛朗西斯科·德·马尔德纳德乘坐的船队在返回西班牙途中遭遇风暴，几乎全军覆灭，包括马尔德纳德在内的 500 人葬身海底。

科尔蒂斯养好伤，在西班牙游荡了几年后，也来到伊斯班纽拉岛，和一事无成的皮萨罗相聚了。哥哥继续当小地主，弟弟成为法官。1509 年阿隆索·奥赫达从西班牙来到伊斯班纽拉岛，征召志愿者对美洲大陆进行第三次探险，科尔蒂斯和皮萨罗一起报了名。

有了上次的教训，科尔蒂斯对皮萨罗发誓，这次再也不乱搞了。临出发前，他戒酒、不找女人、不赌博，也不和人决斗，老老实实地等着启程，但还是误了这班船。

就在临行前，科尔蒂斯病倒了。他得的不是一般的病，而是梅毒。

多数历史学家认为梅毒是美洲唯一的原生传染性疾病，这是一种通过性传播的慢性病，哥伦布将其带到欧洲，常被人称作"印第安人的报复"。科尔蒂斯虽然在临行前禁欲，但他一贯喜欢拈花惹草，不小心被感染，正好在此时发病了。皮萨罗只好又一次独自出发。

科尔蒂斯痊愈后从此收心养性，来到古巴，几年之内，成为古巴首府的市长和古巴的首富。1517 年开始，西班牙人进行了两次对墨西哥尤卡坦半岛的探险，虽然没有成功地在大陆站稳脚跟，但从当地玛雅人处发现了黄金，并且了解到那里并不是另外一个岛屿，而是一个辽阔的大陆，有一个强大的帝国。获得总督贝拉斯克斯的同意后，科尔蒂斯倾家荡产，并向朋友举债，招兵买马，很快组织了一支拥有 11 艘船和 530 名队员的探险队。

突然，总督后悔了，下令不许向科尔蒂斯提供食品和供应。科尔蒂斯对此置之不理。总督随即派信使去港口宣读解除科尔蒂斯职务的手令。科尔蒂斯的大舅子得知此事后，杀死了信使，并通知科尔蒂斯火速将城中肉类尽可能地拿上船。

1519 年 2 月 18 日，贝拉斯克斯闻讯后赶到港口，发现科尔蒂斯船队正在起航。双方彻底撕破了脸，船队扬帆而去。

在新世界，总督有绝对权威，科尔蒂斯此举已经犯了死罪。他唯一的活路是在新大陆建立殖民地，然后求得国王宽恕。

科尔蒂斯在进行一场豪赌，因为事不过三，他已经错过了两班船，这是最后的机会。

07 赌可以赢很多次，但不能输一次

科尔蒂斯船队来到墨西哥的尤卡坦半岛后，经过一场惨烈的战斗，终于让当地的玛雅人屈服了。科尔蒂斯不仅有了落脚点，而且得到了两个人，一个是在这里当了八年奴隶的西班牙人赫罗尼莫·德·阿吉拉尔，懂玛雅语，另外一位是另一个印第安部落的贵族女子拉·马林奇，西班牙名字叫玛瑞亚。玛瑞亚小时候父亲去世，母亲再嫁后又生下一个男孩，因此她不仅被剥夺了继承权，而且被卖掉，成了玛雅人的奴隶。玛瑞亚能讲玛雅语和内陆使用的娜华托语，通过这两个人，科尔蒂斯便能够顺畅地和内陆的阿兹特克帝国进行交流。

古巴总督贝拉斯克斯得知科尔蒂斯有了落脚点后，派人到尤卡坦半岛传令，免去科尔蒂斯的职务，命令船队立即返航。科尔蒂斯便让手下选举自己为西班牙新的海外殖民地维拉·瑞卡总督。这样就不再受古巴总督节制，直接受命于国王了，当然这个所谓的总督还要得到国王的认可。

在阿吉拉尔和玛瑞亚的帮助下，科尔蒂斯很快发现本地人对阿兹特克帝国的怨恨情绪，科尔蒂斯决计和被阿兹特克帝国征服的各民族结盟，一起推翻帝国的统治。

一直密切注视西班牙人探险活动的阿兹特克帝国反应迅速，派大臣

前来和科尔蒂斯接触。阿兹特克帝国近几十年来兵锋所指，所向披靡，一连串的胜利让阿兹特克人变得越来越狂妄，也越来越骄奢，出现了许多潜在的危机。皇帝蒙特苏马二世本人深知此点，因此在对付西班牙人时非常谨慎。

两方会面后，马上发现了对方的野心，便各自展开对尤卡坦半岛部族的拉拢行动，结果计谋多端的科尔蒂斯赢了。古巴总督贝拉斯克斯也不甘失败，派人到科尔蒂斯阵营策反，幸好消息走漏，科尔蒂斯及时制止了一场暴动，将几名为首叛乱者当众吊死。然后又上演了一出破釜沉舟之戏，先将船上的金属配件拆下藏起来，然后当众将所有船只沉进墨西哥湾。

在没有退路的情况下，科尔蒂斯仅率 300 人及少量印第安人同盟军，进军阿兹特克帝国的首都特诺兹提朗。在祖塔拉谷地，他们遇见阿兹特克帝国的老对手、强悍的特拉斯卡拉人，几乎全军覆没。但科尔蒂斯顽强地坚持着，直到特拉斯卡拉人在巨大的伤亡面前意识到应该和西班牙人结盟，最后双方联手，实力大增。面对这种情况，蒙特苏马二世准备采取请君入瓮的策略，邀请科尔蒂斯进入特诺兹提朗。

在特诺兹提朗几十万阿兹特克人的包围下，科尔蒂斯孤注一掷，利用会面的机会绑架了蒙特苏马二世，然后挟天子以令诸侯，在幕后统治阿兹特克帝国。

就在科尔蒂斯取得一连串胜利之际，尤卡坦半岛传来消息，贝拉斯克斯组织了一支由 19 只船组成的舰队，上面载着 1100 多人，由潘费璐·德·纳瓦埃斯率领，在墨西哥湾登陆。科尔蒂斯留下少数人监视阿兹特克人，亲自率 260 人迎战。在以寡敌众的情况下，他先用计稳住对方，然后在一个雨夜进行偷袭，生擒对方主帅，用墨西哥的财富作为诱饵，收编了这支部队。此时特诺兹提朗城中却突然发生剧变，留守的阿尔瓦拉多行事鲁莽，中了反西班牙势力之计，屠杀了大量阿兹特克帝国权贵，导致阿兹特克人造反。

科尔蒂斯火速率军返回特诺兹提朗，进城后才知中计，对方故意放他进城，然后拆除浮桥，准备把西班牙人全部杀死在四面环水的城中。科尔蒂斯拿出蒙特苏马二世这个挡箭牌，谁料蒙特苏马二世反被他的子民用石头砸死。眼看就要断粮，科尔蒂斯只能下令连夜突围。

1520 年 6 月 30 日夜，特诺兹提朗大雨滂沱，西班牙人和同盟军扛着自制的浮桥悄悄出城，来到湖边，正要放下浮桥，突然街边的屋子里传来一声女人的尖叫。霎时城中灯火四起，人声鼎沸，西班牙人争先逃命，导致浮桥塌落。这一夜只有四分之一的人逃了出来，连科尔蒂斯都险些丧命，估计有 600 到 1000 名西班牙人和数千名同盟军被杀。驻扎在城市另外一处的 270 人没有接到突围的通知，几天后因为饿得坚持不住而投降。这些西班牙人和同盟军以及马匹统统被送上祭台，其后的几天之内，阿兹特克大金字塔下血流成河。这一夜，被西班牙人称为"泪水之夜"。

至此，科尔蒂斯输得一干二净，好在玛瑞亚和阿吉拉尔都在，他收拾残兵败将退回特拉斯卡拉人的势力范围，然后战战兢兢地等待阿兹特克帝国雷霆万钧的报复。

奇怪的是，阿兹特克帝国居然没有动静，原来特诺兹提朗城中暴发了瘟疫。战乱往往伴随着瘟疫，这是旧世界常有的现象，在新世界，从来不知瘟疫为何物，这是美洲大陆第一次出现烈性传染病。

"泪水之夜"过后，特诺兹提朗城中尸横遍地，人们开始掩埋尸体。突然传来一声尖叫，吸引了所有人的目光。有人发现了一具特殊的尸体，这个尸体浑身上下全是黑的，人们很奇怪，这个西班牙人干吗把自己涂成黑色？一位妇女打来一桶水，试图刷掉尸体上的颜色，可怎么也刷不干净，这才相信这人的皮肤原本就是黑色的。

死者是一个黑人奴隶，名字叫弗朗西斯科·德·巴古拉。这可能是他的西班牙主人给他起的名字。他和主人随纳瓦埃斯来到墨西哥，被科尔蒂斯收编后一起进了特诺兹提朗，再也没有出来，成了"泪水之夜"的冤魂之一。

这是新世界的居民第一次见到黑人，消息一传十十传百，引得全城人都来参观这具尸体，很多人还要亲手摸一下。

正应了西方那句谚语：好奇害死猫。

08　好奇害死猫

这位叫巴古拉的黑奴尸体上有天花病毒。

巴古拉并不是第一个把天花病毒带到新世界的，在他之前来到美洲的西班牙人和葡萄牙人之中也有天花病人和天花病毒携带者，天花于1507年出现在伊斯班纽拉岛。科尔蒂斯带来的人中也有这样的人，但他们身上的天花病毒和巴古拉身上的天花病毒是不同的。

天花病毒已经流行了1万年，在漫长的岁月中，出现了多次大的变异，这种基因变异都是病毒为了能够更容易地在人群中生存和传播而产生的。其中两个变种毒性最强，第一个变种从公元5世纪开始在亚洲出现，直到17世纪定型，它于公元6世纪由中国进入日本，735年到737年的大流行中，杀死了三分之一的日本人。第二个变种出现得更早，早在6300年前，这个变种从埃及来到西非，于1400年前完成变异，到了13世纪又分成两个亚型。

欧洲人的大航海分成两支，一支西去美洲，一支南下西非，南下的这一支沿着非洲海岸建立殖民点，直到越过好望角，在这个过程中借助非洲部族之间的仇杀而进行奴隶贸易。黑人奴隶被带到欧洲，也被带到美洲，巴古拉就来自西非，他所携带的就是在西非成功演化的天花病毒的第二个强毒变种。

这个变种固然毒力大，但对于欧洲人并没有什么影响。因为人感染天花病毒后会终身免疫，中世纪的欧洲人基本上都是天花病毒的劫后余生之人，因此具备了对天花病毒的免疫力。科尔蒂斯感叹阿兹特克人是世界上最漂亮的人种，原因就是和他们这帮一脸麻子的欧洲人相比，美洲居民脸上干干净净。当遭遇西非的强毒天花病毒时，欧洲人没有什么严重的反应，但美洲人就不一样了。

在天花出现之前，美洲原住居民的祖先已经跨过白令海峡，从此与旧大陆相互隔绝，因此天花没有被远古人类带到美洲，美洲居民也因此完全不具备对天花的免疫力。

就这样，巴古拉从非洲带到美洲的那株天花病毒在美洲大陆很快流行起来。

天花在特诺兹提朗城一共横行了两个月，使刚刚有了生气的阿兹特克帝国再次陷入混乱。之前帝国广泛征兵，阿兹特克大军在首都集结，整装待发。特诺兹提朗骤然增加了这么多的媒介，为天花病毒的繁殖提供了充足的人口。一场流行下来，死者以十万计，阿兹特克的无敌雄师也丧失了进攻能力，连新任皇帝库特拉华都死了。等到库哈塔莫克当上皇帝后，帝国军队战斗力严重下降，只能自保，属国对阿兹特克的信心重新下降了，成了"秦失其鹿，天下共逐之"的局面。

科尔蒂斯得以再次翻盘，并抓住机会联合墨西哥谷地各部族，对特诺兹提朗进行围城，直到 1521 年 8 月才在一片废墟之上取得最后的胜利。他手下先后有几千名西班牙人参战，他们使用新式武器，但胜得如此艰难，倘若没有天花，即便有上万西班牙大军，也不一定能征服如此凶悍的阿兹特克帝国，何况阿兹特克人很聪明，如果给他们时间，他们便能够掌握新的军事思想和技术，和欧洲人抗衡。

　　天花对于美洲印第安人是一个致命的打击，他们患天花后死亡率极高，因为不知道为什么得病，他们只好逃避，把天花带到各个城镇，使墨西哥谷地的印第安人城镇像多米诺骨牌一样在天花面前纷纷倒下。100年间，土著居民只剩下十分之一，今天的墨西哥人90％是西班牙人和土著居民的混血后代，虽然他们自认战斗到最后一刻的库哈塔莫克为他们的祖先，但他们更应该算科尔蒂斯和玛瑞亚的后代，因为玛瑞亚曾为科尔蒂斯生下一个儿子。

　　西班牙人征服阿兹特克帝国后，玛瑞亚就从历史中消失了，不知所终。

<u>09</u>　沧海变成桑田

都说人生错过了机会便很难成功，可是这句话放在皮萨罗和科尔蒂斯兄弟身上却无效。错过了两次机会的科尔蒂斯最终成就千古名声，而次次都没让机会落下的皮萨罗的运气却实在是糟透了。

皮萨罗随奥赫达顺利地到了巴拿马，一下船就遇上印第安人的毒箭，奥赫达用两块通红的铁板把自己受伤的大腿烤焦才捞回了命。可是也没有什么雄心壮志了，留下皮萨罗带人在巴拿马驻守，他回伊斯班纽拉岛搬救兵。船走到半路，水手叛变，又遇上风暴，在荒岛上好不容易等到过路的船，带口信给伊斯班纽拉总督，这才把他们接了回去。

皮萨罗等不到援兵，粮食越来越少，只好听天由命，他想等人员饿死病死和让印第安人的毒箭射死，减少到能全装进仅有的两艘小船时再撤，可到了那一天，两艘船刚出海就沉了一艘，只好靠到不知名的海湾等死。幸好奥赫达的合作伙伴恩苏索在这时带着探险队前来救援，于是皮萨罗跟着巴尔沃亚穿过巴拿马，成为看到太平洋的第一批欧洲人之一。佩德罗·阿里亚斯出任巴拿马总督后，杀了巴尔沃亚，皮萨罗没受到牵连，还分到一块土地，当起了太平洋边的田舍翁。就这样，从伊斯班纽拉到巴拿马，皮萨罗出生入死，结果还只是个小地主。

科尔蒂斯成功之后，受到鼓舞和刺激的美洲各地的西班牙人纷纷开始新的探险，以期找到另外一个大帝国。1524 年，皮萨罗终于获得了能够独自指挥探险的机会。他走的是巴尔沃亚的梦想之路：去南方找黄金国。

这次探险队开到了哥伦比亚海岸的一个海湾，西班牙人将之命名为饥饿港。皮萨罗又使出他的绝技，找不到财宝也不回巴拿马，大家一起挨饿，把随身带的食物吃光了以后，就捕鱼摘野果充饥，眼巴巴地等着别人来救援。好不容易救援来了，本来打算继续探险，又被食人族吓破了胆，这才老老实实回巴拿马。

不死心的皮萨罗于 1526 年组织了第二次南下探险，这次找到一个很大的镇子，又差点让印第安人全杀了，吓得他带人在柯克岛上死等，这一次他还是跟大家一起挨饿。等新任总督派人来救他们时，所有的人都和印第安人一样赤身裸体，食物早就没有了，大家靠吃鱼活命，而且全都得了疟疾。

皮萨罗死活不跟着回去，带领 13 名手下留在岛上继续挨饿，饿得受不了的时候，就漂流到戈尔贡纳岛去当原始人。最终总督终于批准一条船去接皮萨罗，由于皮萨罗快 60 岁了，总督同意如果皮萨罗还活着的话，可以使用这条船继续探险半年。但如果逾期还不归来的话，一定严惩不贷。

这一次皮萨罗赶上了好运气，来到了印加帝国的大港通贝斯，那里繁华的景象让他们跟刘姥姥进了大观园一样。皮萨罗要放长线钓大鱼，在通贝斯表现得非常友好，然后回到巴拿马，再返回西班牙，面见查理五世。就在王宫里，他和如英雄凯旋一般受欢迎的科尔蒂斯相逢，此时距两人上次分别已经 19 年了，两人进行了多次秘密长谈。

皮萨罗被国王封为骑士，并被授权进行探险。他招募了包括自己的兄弟和表兄弟在内的 180 位精兵，于 1530 年 12 月离开巴拿马再次踏上探险之路。他们先在热带进行地狱般的行军以练兵，然后来到普纳岛，结果中了通贝斯人的离间计，错杀了普纳首领，陷入和普纳人的游击战之中，等到援兵赶到才平定了普纳岛，这样一来拖到 1532 年 5 月才重返通贝斯。

就因为出了这样一个意外，沧海变成桑田，一度繁华无比的通贝斯已成了废墟。西班牙人糊里糊涂上岸，走在荒废的街上时突然冒出无数的印第安人，不由分说就动手，西班牙人丢盔卸甲被赶到岸边。幸亏皮萨罗的大弟弟埃尔南多情急之下催马从船上跃下，印第安人从来没有见过马匹，一哄而散，没上船的西班牙人得以保全性命。

原来过去四年半里，印加帝国发生了翻天覆地的变化，可以算是一次改朝换代，现在已是基多王朝掌权了。这一切又是因为天花。

印加帝国的第十一位皇帝瓦伊纳·卡帕克雄才大略，他的父亲图帕印加是新大陆原住民中最伟大的征服者，在位的 22 年间，印加帝国不仅控制了全秘鲁，而且将领地扩张到了玻利维亚、阿根廷和智利，最后北进，征服了厄瓜多尔海岸和山国基多。卡帕克即位后，继续北进的战略，最后干脆率大军坐镇基多，彻底征服厄瓜多尔后，开进哥伦比亚南部。印加帝国施行彻底的奴隶制，因此得以集举国之力实行扩张战略，北面虽然是荒野，但帝国采取边扩张边修路的办法，使得被征服地区很快融入帝国。

印加帝国和墨西哥中间隔着中美洲，那里没有什么先进的文明，因此印加帝国和阿兹特克帝国之间互不了解。但是，从北美到南美，有几条断断续续的贸易通道，其中一条由墨西哥通哥伦比亚海湾，然后由陆地前往印加帝国的首都库斯科，在墨西哥流行的天花正是沿着这条路传到了印加。一路之上，没有大的城市，加上印加帝国严禁人口自由流动，因此直到天花病毒传到库斯科后才有足够的感染对象。此时，皮萨罗刚刚离开通贝斯，回西班牙招兵买马去了。

印加法律要求所有的贵族加上他们的仆人都待在库斯科，使得城市的人口相当密集。瘟疫流行起来后，鉴于帝国的法律，无人敢离开，于是天花就在库斯科反复流行，直到大半人口死亡，天花才消失。包括皇帝的一位姐妹同时也是他的妻子在内，一共20万人死于瘟疫，这20万人中有一大半贵族。印加的贵族都受过严格的军事训练，体质极其出色，而且长年从军，是帝国军队的中坚和常备军，靠着他们，在战时，帝国可以很容易形成一支25万到30万人的大军。库斯科的一场天花毁灭了帝国半数以上的军事力量，幸好帝国现役军队的主力远在基多。

卡帕克对库斯科的疫情非常关注，要求随时向他报告，印加没有文字，皇帝了解各地的消息靠的是面见各地的信使，这次同样由来自库斯科的信使们直接向皇帝口述疫情，其中一位信使染上了天花，在面见皇帝的时候把天花传给了皇帝，卡帕克也因此病倒，很快就去世了。

印加帝国和靠皇帝个人威信和能力建立权威的阿兹特克帝国不同，有一套完整的官僚系统，也有明确的帝位传承规定，不会因为皇帝的意外而导致国家动荡。但是这一次却不同，让天花杀死的卡帕克在临死之前做出一个决定，这个决定导致了印加帝国的灭亡。

10　倾国之恋

"北方有佳人，绝世而独立。一顾倾人城，再顾倾人国。宁不知倾城与倾国？佳人难再得！"

"壮岁旌旗拥万夫"的卡帕克率领印加雄师北上厄瓜多尔，基多国王投降并献上一件礼物：基多的公主塔可塔·可可。卡帕克一见倾心，惊为天人，从此三千宠爱在一身。塔可塔去世后，悲伤过度的卡帕克索性长住基多，16年间很少回库斯科。

爱屋及乌，卡帕克最为宠爱的儿子就是他和塔可塔所生的大儿子阿塔瓦帕。皇帝本人甚至亲自喂养阿塔瓦帕，将他从小带在身边南征北战，阿塔瓦帕因此成为非常出色的将军，也深得军队的爱戴。在卡帕克心里，希望把印加皇位传给阿塔瓦帕，可是印加的继承传统不容许。

印加皇帝和古埃及法老一样遵从纯系传承规制，而且更为严格。皇帝的姐妹们都会成为他的妻子，王后则必须是和皇帝同父同母年龄最长的姐妹，她和皇帝所生的儿子才有权继承帝位。这样的规定除了能保持血缘纯洁外，也有对帝国根基上的考虑。比如如果阿塔瓦帕继位的话，因为他母亲是基多公主，虽然已死，但还有可能出现基多王国颠覆帝国的可能，因此祖先定下来铁的规矩，不许改变。条件虽然如此苛刻，但历代印加皇室生育能力极强，最少的也有200个子女，每一任帝后都有亲生儿子。卡帕克和皇后也有几个儿子，虽然王储和卡帕克一道在基多死于天花，但二儿子华斯卡尔也是卡帕克和皇后生的。

卡帕克破不了这个规矩，只能把帝位传给华斯卡尔，但是他把基多和驻扎在这里的帝国的精锐大军留给了阿塔瓦帕，这就是一种很明确的暗示，如果阿塔瓦帕愿意，他可以篡位。

阿塔瓦帕也是受传统印加教育长大的，虽然父皇对自己万分溺爱，但他压根儿就不敢有篡位的念头，印加帝国十一代的铁血规矩，没有人敢触犯。匹夫无罪，怀璧其罪，华斯卡尔即位成为第十二代印加皇帝后，虽然高高在上，成为太阳神的化身，但总觉得芒刺在背，阿塔瓦帕就是他的心病。

帝国规定贵族必须住在库斯科，可是阿塔瓦帕以卡帕克遗命为理由待在基多，那支帝国主力军也完全效忠于阿塔瓦帕，一切都让华斯卡尔寝食不安。他先按规矩召阿塔瓦帕来库斯科，但阿塔瓦帕根本不敢去。印加帝国对储君的训练很有成效，历代帝王无一庸才，但华斯卡尔没有受过王储的训练，加上本人性格残暴，即位后因为小过错便血洗了两个镇子。阿塔瓦帕据此推断自己一到库斯科就会没命，死活不去。因为帝国刚刚遭遇天花重创，华斯卡尔只得忍耐。

经过几年休养，帝国逐渐恢复过来，华斯卡尔决定对弟弟动手了。就在皮萨罗在普纳岛上打游击战的时候，阿塔瓦帕派出一队使节到库斯科给皇帝进贡，华斯卡尔下令当庭焚烧了阿塔瓦帕的礼物，将其中几位使节拷打致死，剩下的穿上女人的衣服赶回去，并给他弟弟也送去一套女人衣服。

印加帝国的历史上，从来没有如此羞辱过别国的使节，哪怕是敌国的使节，基多人为此而愤怒。华斯卡尔以此为借口，派华纳卡·奥奎率军进发基多，要将阿塔瓦帕或生擒或斩杀。阿塔瓦帕到了不造反是死、造反也是死的地步，只好造反。如果阿塔瓦帕被擒杀，会祸及九族，基多王室、阿塔瓦帕手下的将领们，甚至普通士兵，包括基多国民按照刑法都很有可能被屠杀，这些人也只能跟着阿塔瓦帕一起造反。

印加内战和中国明初靖难之役非常相似，开战之时，华斯卡尔在各方面都占据压倒性优势。除了基多外，帝国的其他地方完全无条件服从印加，阿塔瓦帕能依靠的，仅仅是父亲给他留下的那支精锐部队和两名名将：查克查马一生不败，奎兹奎兹临阵应变能力超群。奉命前来平叛的奥奎和他们俩根本不是一个重量级的。

因为印加皇帝是神的化身，在帝国历史上，从未发生过军队违旨之事，无论有多大功劳，皇帝特使一到，唯有俯首听命。华斯卡尔认为奥奎大军一到，帝国主力军会老老实实服从。可是这一次不一样，卡帕克遗言让查克查马和奎兹奎兹无条件服从阿塔瓦帕，基多王国惧怕华斯卡尔的残暴，也和阿塔瓦帕同仇敌忾。双方相遇在图米巴巴，经过两天激战，基多军大获全胜，印加的军队彻底溃散，一共1.6万人被杀，尸横遍野，被俘的将军们被酷刑处死，头颅成为阿塔瓦帕的酒杯。

首战告捷，只解了阿塔瓦帕的致命危机，他的处境还是很艰难，因为帝国的各个地区都反对他这个造反者，待在基多，早晚会败于实力远远高于自己的华斯卡尔。于是阿塔瓦帕破釜沉舟，主动出击，用血腥手段让帝国各地屈服，然后兵锋直指京都。

印加下旨，天下勤王。全帝国的男人放下手中的农活，从四面八方赶到库斯科，很快在首都周围集结了一支印加历史上最庞大的部队和阿塔瓦帕在科塔帕马河会战。第一天印加军大获全胜，在就要全歼敌军时，皇帝突然下令收军。因为晚上不作战，是印加人的传统。

查克查马和奎兹奎兹整顿残军，连夜埋伏在敌军前进的必经之路。次日诱骗印加军毫无防备前来，生擒华斯卡尔。然后突然袭击，印加数十万大军烟消云散。科塔帕马河之战，双方估计有 15 万人死亡，称得上是美洲历史上死亡人数最多的一次战役。

基多军兵临库斯科城下，由于皇帝被擒，库斯科只能投诚，查克查马和奎兹奎兹请阿塔瓦帕入城。

但是，阿塔瓦帕还是不敢进库斯科。

11 往事如花

在印加历史上，破坏嫡长子即位的例子还有一例。

印加帝国起源于库斯科谷地，所以始终以库斯科为首都，从第五代印加王潘维开始走出库斯科谷地，到第八代皇帝维拉科嘉时，领土迅速扩张，引起其他王国的警惕，敌人从南北两个方向来攻。尤其是北边打来的昌卡人，势不可当直取库斯科。

年迈的维拉科嘉斗志全无，带着王储乌尔科仓皇逃出库斯科。在亡国灭种之际，印加贵族要求维拉科嘉的另外一个儿子玉潘维带大家御敌。印加军背水一战。玉潘维身先士卒，率人直入敌人中军，一举夺下敌方的神像。昌卡军心涣散，很快溃不成军。战后，玉潘维下令用敌人的尸骨在库斯科建造景观和人皮大鼓，让每个来库斯科的人都能感受到印加王国的武威。

这样一来玉潘维功高震主，维拉科嘉便让乌尔科回库斯科杀死玉潘维。得民心的玉潘维没有那么傻，乌尔科不仅没有杀死弟弟，反而被弟弟所杀，印加贵族强迫维拉科嘉逊位，拥立玉潘维成为第九代皇帝，改名为帕查库提，一个强大的帝国诞生了。帕查库提下令重建库斯科，他的做法是先将库斯科夷为平地，然后征来3万人在废墟上建造一座新城，让库斯科成为一个宏伟的城市。正因为自己是贵族们拥立的，帕查库提对贵族们很有戒心，不许他们私自离开库斯科。印加的贵族一部分是历代皇帝的子孙后代，另外一部分是被兼并的王国的贵族，他们和印加贵族通婚，成为印加王室的一部分。

华斯卡尔被擒后，库斯科城中的贵族没有一个逃跑的，因为没人敢违法逃跑。

阿塔瓦帕并没有进城，而是给查克查马和奎兹奎兹下了大屠杀令：先杀华斯卡尔的亲信，再杀叔叔、堂兄弟和侄子们，最后杀自己的兄弟，总之要把任何有权继承印加皇位的人统统杀死。

印加帝国对于贵族没有诛九族一说，因为大家都是一家人。一人获罪，只有他的父母儿女子孙加上这些人的奴仆会受牵连。大屠杀结束后，查克查马和奎兹奎兹又当着华斯卡尔的面把他的妻子也是他和阿塔瓦帕的姐妹和他的孩子们一个一个地杀死，只留下他和皇后，等阿塔瓦帕到来后亲自行刑。印加王室除了阿塔瓦帕和他同父同母的弟弟华拉帕外，只剩下逃跑的王子曼科。

印加帝国和阿兹特克帝国不一样，它不是亡于西班牙人之手，而是亡于天花和阿塔瓦帕这个自己灭自己家族的丧心病狂的人手里。

这时皮萨罗又回来了，恰好打上替天行道的旗号。他采取擒贼先擒王的办法，拿下阿塔瓦帕，基多的雄师就成了绵羊，印加各地本来就恨阿塔瓦帕，皮萨罗并不用像科尔蒂斯那么费劲便征服了印加。

在欧洲人到来之时，美洲有强大的帝国和自己的文明。美洲的印第安人虽然处于石器时代，但他们非常聪明好学，在和西班牙人的作战中，很快学会了使用火器，但由于天花的流行，加上阿塔瓦帕的残暴杀戮，印加固有的社会被破坏，使得他们没有翻盘的机会。如果没有天花，欧洲人是不可能征服这两大帝国的。

天花也导致美洲大陆的古典文明被彻底地毁灭，世界从多元化走向一元化。

皮萨罗在秘鲁发现了薯类这种高产作物，将其引入旧大陆，缓解了人口的压力。由于这些高产作物的引进，中国的人口从明朝开始突破原有的土地承受极限，在清朝的统治稳定后，人口从低谷回升，然后持续增长。人多好办事，但是人太多并不是好事，过多的人口造成很大压力。几千年来一直追求人多的中国统治者到了康熙到乾隆的时候第一次产生对人多的担忧，统治者感觉到了人口对土地的压力，也预见到环境崩溃的危机。

但康熙更为担忧的是麻子，担心天花会动摇爱新觉罗家族的帝业。

想到这一点，康熙急切地希望有一种能够让人不得天花的办法。

这个办法真的存在吗？

<u>12</u>　种痘之法，细加研究

　　按照《史记》上的说法，汉天子看着古时的地图，把位于新疆和青海的那片山称为昆仑山。

　　大约在公元950年，昆仑山有一个不知道叫什么名字的人，很可能是个女人，尝试了一种对付天花的方法，就是从天花病人的痘疱中刮下一些，放到健康人的鼻腔中，这位健康人会得一次较为温和的天花，从此再也不会被天花感染，这种方法后来被叫作"种痘"。

　　现在无法知道种痘法是在公元10世纪发明的，还是此前作为秘术已经在民间流传，唯一可以证明的是，种痘之术并非像嘉里逊所说的从印度传来，而是由中国人发明的。

　　这个方法从本质上看，走的是传统的以毒攻毒的路子，和葛洪记载的治疗狂犬病的法子十分相似。发明者是根据得过天花者不会再得这个非常普遍的现象，总结出如果能够控制天花发作的程度、让被接种人得一次对生命无大碍的天花的话，就可以使其终身免受天花的威胁。这个思路非常朴素，可是如何减毒不是一朝一夕能弄清的事，肯定有不少人会因此丧命。现代免疫学同样是根据种痘后不得天花的事实而发展起来的。

　　自古以来，在世界各个地方，都采取以毒攻毒的办法对抗传染病，

也颇有一些效果。比如有些地方用烂泥治疗感染，这是因为烂泥里面有细菌，会释放抗生素，偶尔也能见效。美国南北战争时期对付伤口感染的办法是让蛆把伤口的腐肉吃掉。这些办法虽然思路正确，但由于不是采取现代科学的办法，只能偶尔成功。就拿用蛆防伤口感染来说，只能起到很有限的效果，南北战争期间伤口感染的死亡率还是高达 80%。在这些传统的以毒攻毒的办法中，种痘是最出色也是最有效的一种，因为它是预防的办法而不是治疗的方子。

但种痘之法于北宋骤然一现，然后就消失了，直到明朝隆庆年间再现于安徽，经过 500 多年，种痘之法已经从旱苗法改善为更安全的水苗法，但还是没有引起较大的关注，只是在民间流传。在此之后不久问世的中药学巨著《本草纲目》中并没有记载种痘之法，但记载了另外一种办法：吃 49 个白色的牛虱子。

在此之后种痘之法再一次消失在民间。直到康熙下旨寻求对抗天花之法，从中医书籍和民间搜集各种对付天花的办法，其中既包括《本草纲目》里的牛虱子法，也包括了种痘。这一次不是为了再出一本《本草纲目》之类的集大成中医书籍，而是为了给皇子种痘，所以太医院要对每个方子进行验证。经过严格的验证，牛虱子等方子统统无效，只有种痘之法有效。

但是，在验证中发现种痘之法太过凶险，普通人可以冒这个风险，可是皇子不成。皇上下令对种痘之法进行改进，务必万无一失。虽然对于民间来说，达到这一点很难，可是对于宫廷来说，完全有这个能力。经过大量的研究试验，种痘之法在康熙年间就达到了可以为皇子接种的水平，了却了康熙的一个心病。到乾隆年间，种痘之法更为成熟。1752 年，太医院编纂大型医学丛书《医宗金鉴》中专列《幼科种痘心法要旨》一卷: "今将种痘一法,细加研究,审度精详,纂集成书,永垂千古。"

至此,人痘接种共四法。一曰"痘衣法",把得天花的人的内衣给被接种者穿上,这是借助天花病毒极高的传染力,而这样感染的病毒的毒力比较弱的原理。二曰"痘浆法",采集天花患者身上脓疱的浆,用棉花沾上一点,然后塞进被接种者的鼻孔。三曰"旱苗法",把天花患者脱落的痘痂,研磨成粉末,再用银制细管吹入被接种者的鼻孔。四曰"水苗法",把痘痂研成粉末,然后加水,用棉花包起来塞进鼻子。这四法中,水苗法相对更平和、安全,成为最有效的一种,关键在于选苗,要将毒力强的生苗处理成为毒力弱的熟苗,达到既有效又安全的效果。

有清一代,宫内种痘做到了万无一失,有关种痘的内容成了中医中内容最浩繁的一门学问。

种痘之法在当时是传染病防治的世界领先水平,迈出了人类征服传染病的一大步,可惜这一大步仅限于清宫之内,没有在任何范围内推广,正因为这个原因,中华文明一次飞跃良机白白地流失了。不管康熙皇帝多么有雄才大略,在骨子里还是脱不开中国历代皇帝的小思维。

康熙如果在全国范围内推广种痘,是有可能发现牛痘的,那样的话中国就会像 1911 年战胜东三省大鼠疫一样,掀起科学的热潮,通过科技的发展带动整体的发展,即便不能成为英法,也当比肩俄日。

可惜康熙在镜子中只看到他那个家天下,而不是民之社稷。

而西方文明的飞跃,在很大程度上是因为他们从清廷偷走了种痘之法。

　从一个皇宫到另外一个皇宫

纸里包不住火，清宫研制出种痘之法的消息渐渐被在京的洋人获悉。种痘之法虽然是清宫绝密，但架不住有钱能使鬼推磨，到了 17 世纪末，俄国人在北京学到了种痘之法，并很快将之传到土耳其。1706年法国耶稣会传教士殷弘绪，靠送礼从御医那里搞到了三个人痘接种的处方，开始向西方介绍种痘之法。

但种痘之法在欧洲并没有推广成功，无论是王室贵族还是平民百姓，没有多少人愿意种痘。因为种痘之法这种东方的宫廷秘术有它的致命缺陷。一是危险不小，不管怎么说也是活病毒感染，控制不好就是一场天花流行。二是种痘之法看起来简单，可选苗很关键，选苗花费巨大，得有王室的财力。

1562 年，英国 29 岁的伊丽莎白女王得了天花。当时英国医生治天花最常用的办法是给病人吃能呕吐的药，让其把病给吐出来。这类药成本很低，因此很受下层群众的欢迎。有钱的人可以喝专门治天花的药汤，就是咱们现在喝的奶昔的原型，主要成分是肥皂和绞碎的海绵，起作用的是两味药，一是马粪，二是耗子胡子。马粪是大众药物，耗子胡子就比较珍贵了，因此只有中产阶级以上者才能承受得起。

伊丽莎白女王喝了几杯加了超量的耗子胡子的特效药，吐得没完没了，可还是烧得厉害。御医们只好采取热疗法，试图将天花从女王身体里赶出去。这种方法是用红地毯将病人裹起来，放在壁炉边上烤，什么时候病好了，什么时候结束。医生们用英国最好的红地毯把伊丽莎白裹严了，搬到宫里最大的壁炉旁边，把壁炉点燃，不停地填柴。没多久女王就糊涂了，再醒过来病就好了，可后遗症就是一脸大麻子和秃瓢，从此一直戴着假发，脸上抹着厚厚的白粉。

过了132年，1694年，伦敦又流行天花。圣诞节前五天，玛丽二世女王开始发烧，耗子胡子之类的药喝下去一点作用都没有。玛丽女王知道凶多吉少，不愿意感染别人，把宫里没得过天花的人全赶出去，把自己锁在寝宫里，前半夜给丈夫兼表哥写了一封情意绵绵的信，后半夜把日记和私人信件全烧了，然后等死。

三天后，女王出了一身的疹子，侍从立即把全体御医都找了来，一共九名。这帮人来到女王床前会诊，得出了结论：陛下要是运气好的话，得的是麻疹。如果运气不好那就是天花。现在只有等待。

等了一天就有结果了，是天花。她丈夫威廉小时候得过天花，有免疫力，便在老婆床边支张床，下令全国为女王祈祷，可是12月28日午夜，玛丽二世还是死于天花。

这时另外一位年方5岁的玛丽正在父亲的城堡里无忧无虑地玩笑着，金斯敦赫尔公爵的这个女儿从小就是个美人胚子，长大后婚姻也很美满，成为蒙太古夫人，被称为英国最美的妇人之一。可是1714年流行的一场天花不仅夺去了她弟弟的生命，还夺去了她美丽的容颜，她的脸上不仅有麻子，连眉毛都没有了。

1580年，亨利·西德尼爵士从外地办完事回到伦敦的家中，见到的景象让他大吃一惊，他美丽的妻子已经被天花变成了魔鬼。由于痛恨自己的模样，这位也叫玛丽的贵夫人打碎了家中所有的镜子，在一间黑屋中度过余生。

　　但是玛丽·蒙太古没有像那位叫玛丽的贵族前辈那样把自己关在黑屋里，满脸的麻子并没有摧毁她的自信，她依旧结交许许多多的朋友，依旧到处旅行，对一切都表现出极大的兴趣。1717年，玛丽跟随担任驻土耳其大使的丈夫，从英国到土耳其赴任，发现天花在这里几乎是无害的，十五六岁的孩子会聚在一起，老妇人们用一根长针把孩子们上臂的皮肤划破，为他们接种针尖那么多的天花种子，然后把伤口封好。土耳其人将塞鼻的方法改良为划破手臂接种，提高了接种的成功率，也减少了传染的风险。

　　一直为年幼的儿子担心的蒙太古夫人对这个发现非常感兴趣，1718年，在没告诉丈夫的情况下，她找来一个会接种的老妇人，在使馆医生麦特兰的观察下，为6岁的儿子进行接种。

　　一周之后，蒙太古一家正在祥和的气氛中晚餐，蒙太古夫人轻轻地放下刀叉，款款地对丈夫说："亲爱的，有一件事要告诉你，上周麦特兰医生为儿子接种了减毒的天花，这是从东方传到这里的。"说到这里，她才发现丈夫已经吓晕过去了。

　　1720年蒙太古一家返回伦敦，第二年天花又在伦敦流行起来，每周都有数百人死亡。蒙太古夫人已经3岁的女儿也叫玛丽。看着女儿那无瑕的脸蛋，蒙太古夫人担心她可能会遭遇和自己一样的不幸，便决定为小玛丽进行接种。麦特兰医生已经掌握了接种的办法，小玛丽接种后没有任何副作用，这个消息被报纸登载了，顷刻之间伦敦的大街小巷议论的全是蒙太古家的接种。

　　蒙太古夫人成为名人，在每一个场合都不厌其烦地劝说人们应该接种人痘。一天，威尔士王妃、未来的英国王后卡罗琳公主把她请到宫中，详细地询问了接种的细节。卡罗琳公主有两名年幼的女儿，其中一个几乎让天花夺去了生命。虽然蒙太古夫人所说的人痘接种听起来是一个很有效的对抗天花的办法，但卡罗琳公主和康熙皇帝一样，不能冒任何风险，加上专业人士对接种的反对意见相对大，皇家的御医们都持反对态度。双方各执一词，卡罗琳公主便下令医生们先进行试验，看看效果如何。

1721 年夏天，麦特兰医生和御医们来到伦敦监狱，当年，许许多多的罪行，比如盗窃，都要被判死刑。因此监狱里面关押着数不清的死刑犯。医生们从死刑犯中挑出 6 个从来没有得过天花的人，3 男 3 女，向他们开出一个无法拒绝的条件：如果接种人痘的话，就可以免死。如果接种后活下来的话，就可以被释放。这 6 名死囚全部接受了这个条件。在御医的观察下，麦特兰医生给他们进行了接种，这 6 个人都没有死，并重新获得了自由。

接种的安全性问题解决了，接下来，医生们要试验接种的可靠性。他们命令 6 人中的一位名叫伊丽莎白·哈里森的女囚，去照顾一名得了天花的 10 岁小女孩。接下来的 6 周里，伊丽莎白和这位小姑娘生活在一起。小姑娘不停地咳嗽，吐得到处都是，甚至吐到伊丽莎白的脸上，但伊丽莎白没有染上天花。

卡罗琳公主对伦敦监狱的试验结果并不完全满意，因为试验是在成人身上，她又下令去孤儿院试验，证明人痘接种对儿童绝对安全。

御医们奉命来到伦敦一所孤儿院，找了那里 11 名没有得过天花的孤儿。这一次没有问孩子们愿意不愿意，因为没有必要。11 名孩子接种后没有发生任何意外，卡罗琳公主终于首肯了，小公主们接种后一切正常，人痘接种就这样从中国的皇宫来到英国的皇宫。宫中接种成功后，伦敦所有的贵族争先恐后地效仿最新的"皇家风尚"。

值得庆幸的是，通过这一系列试验，卡罗琳公主了解了英国的悲惨世界，从此关心起囚犯的待遇。

尽管有了皇家的背书，蒙太古夫人还是有很多敌人，英国的大多数人依旧对接种持反对态度。因为接种的人会得一次温和的天花，会有可能把天花传播开。教会反对人痘接种，是因为他们认为疾病是上帝警告世人，提醒他们信奉上帝的，如果采取人为的手段预防疾病，就是违反上帝的意愿。牧师们强调，是上帝在用天花来考验我们的耐心。从这个角度说，人们不应该抗拒疾病，而是应该完全听从主的安排。

但是蒙太古夫人不是一个轻易服软的人，也不是一个会轻易被吓倒的人，考虑到她娘家和夫家在英国显赫的身世，以及她和王室的交情，她更不是一个可以随便欺负的人，反对的声浪只能激发她的斗志。她在报社写文章，走访接种的人，鼓励更多的医生进行接种。到了1723年，人痘接种开始被更多的英国人接受，也开始被欧洲其他国家的人所效仿。

1774年5月，法国国王路易十五得天花而死。一个月后，新君路易十六赶紧接种了人痘。这样一来，法国人开始接受人痘接种术。法国哲学家伏尔泰曾感慨地说："从这时候起，英国至少有一万个家庭的儿童，会因为国王和蒙太古夫人而得救，女孩子也因为有国王和蒙太古夫人而保持了她们的美貌。"

14 2%的风险

"如果有人问：一个人为什么必须要做好事？我的回答是：这个问题就不像是好人提的。"说这句话的人是北美殖民时代波士顿的一位牧师，叫科顿·马瑟。

1721年，天花已经有19年没有在北美的波士顿出现了，直到两艘来自西印度群岛的船靠岸后，天花便很快在波士顿城里流行起来。

科顿·马瑟是波士顿的一位清教徒牧师，19年前天花光临波士顿时，他不幸染病，但活了下来。这次流行一开始，他就向城里的医生建议给民众接种天花。因为15年前，他买下的一名黑人奴隶让马瑟了解到这种预防天花的办法。

1721年波士顿有1.1万人，其中能被称为医生的只有10个。他们中大部分人对马瑟的呼吁毫不理睬，和大多数波士顿人一样，医生们也认为天花是上帝的意愿，同时也怕承担因此传播天花病毒的风险。只有一名叫波义耳斯顿的医生接受了劝告。1721年6月21日，他给自己的儿子和两名奴隶进行了接种。消息传开后，波士顿人愤怒了，威胁要吊死波义耳斯顿，吓得他把自己关在家里两个星期，连马瑟家的玻璃也被打得粉碎。

天花在波士顿继续流行，并蔓延到哈佛大学所在地剑桥镇。马瑟的儿子萨姆正在哈佛大学读书，目睹同屋死于天花后，萨姆害怕得要死，跑回家要求父亲为他接种。对于四面楚歌的马瑟来说，这是一个艰难的选择。如果他不让萨姆接种，天花有可能夺去儿子的生命。但如果接种失败了，不仅自己，连教会都会受到连累。

父子亲情最终获胜，马瑟于是请波义耳斯顿在非常保密的情况下为萨姆接种，萨姆没有被感染。但是波士顿已让天花折磨得只剩下葬礼生意最红火。一周之内，马瑟所在教区的天花病人人数从202人增加到322人。到了秋天，波士顿人已经顾不上上帝了，愿意尝试任何一种对抗天花的办法。到1722年1月天花消失为止，波士顿1.1万人中，5800人患天花，844人死亡，死亡率为15%。而进行人痘接种的280人中，只有6个人死亡，刚刚超过2%。

从1730年开始，人痘接种术被介绍到费城，本杰明·富兰克林让费城成为人痘接种的中心，然后将该方法传到纽约、南卡罗来纳州第查尔斯顿。到了18世纪中叶，在北美，这种方法已经被普遍接受，成为天花的主要预防手段。

通过不懈努力，人痘接种在更多地区流行开了。但是经过一段时间的观察发现，这种方法并非百分之百安全。从1721年到1732年，英国一共474人接种人痘，9人死亡，死亡率为2%，这和1721年波士顿接种的结果是一致的。这和痘苗本身及医生的技术都有关系。此外接种人痘等于人为地使人感染天花，在接种之后一周内必须严格隔离。要是隔离不严格，有可能会人为地造成天花流行。

到了18世纪40年代，人痘接种成为一门很不错的职业。一位叫丁穆斯戴尔的医生因为给俄国女沙皇卡瑟琳接种成功而获得贵族称号以及大量的珠宝赏赐。他的手下苏顿父子按每人次25英镑的价格5年内接种了 2500 人。按今天的购买力估算，25 英镑相当于 3000 美元。在英国，只有很少一部分人能承受得起这笔费用。在北美也一样，人痘接种是有钱人的救命方法，穷人连想都不要想，只能在天花流行时碰那三分之二的运气。

　　人们急需一种更安全、更便宜、更可靠的对抗天花的办法，这个方法被英国的一位乡村医生爱德华·琴纳找到了。没有他，也许今天我们之中一半的人都不会存在。

15 乡村郎中

1749年5月17日，一个平凡的男孩在西英格兰的乡村里出生了。这个叫爱德华的男孩是牧师琴纳家9个孩子中的第8个，年老的双亲在他5岁时相继去世，长兄斯蒂芬接管了父亲的教堂，当上了牧师，并承担起抚育弟妹的责任。爱德华7岁的时候，斯蒂芬把他送进一所私立学校，让他学习希腊文和拉丁文。琴纳家境只是温饱水平，没有显赫的社会地位，要是拿不到大学的奖学金就没有钱上大学，但斯蒂芬还是希望弟弟跟父亲和自己一样接受一点正规教育。7年后爱德华14岁时，他被送到附近农村的郎中丹尼尔·鲁德劳处学艺。

这个手艺就是给人看病，斯蒂芬认为弟弟可以靠这个谋生。和其他行业的学徒一样，年轻的爱德华和师傅住在一起，读师傅的医书，看师傅怎么治病。英国的郎中很像中国的中医，不必经过任何考试，是靠经验诊断的，他们也不称自己是医生（Doctor）而称先生（Mister），收费也比医生低得多。

毕业于牛津剑桥的绅士们认为，只有他们才有资格被称为医生，而琴纳这种没有机会或者没有财力进牛津或者剑桥的行医者只能被称为郎中（Surgeon）。Surgeon现在专指外科医生，在当时却专指那些没有牛津或剑桥学位的医师。今天的外科医生和当年的郎中们确实有着共同的特点，就是都使用刀子。现在外科医生使用的柳叶刀，在理发店中偶尔也能见到，其实医生的手术刀正是源于英国的剃头刀。

旧时欧洲，上等人是绝不会靠手艺谋生的，所谓君子动口小人动手。医生是君子之一，他们从来不接触病人，只是问问症状，看看尿样并闻一闻，然后给病人开药。至于开刀手术这类属于手艺的活，就留给郎中们去做。正牌的医生不屑动手，给病人开刀缝合的活得另有人干。当年最善于动刀的就是理发师，于是很多理发师还是兼职郎中，虽然有些转型成为专职郎中，但是在正牌医生和上流社会眼中，他们仍只是下等的工匠。

不仅社会地位很低，而且当学徒还要花钱。琴纳的学徒生活是这样的：每天早上骑上马，跟着师傅到各个固定的医疗点巡回，发放师傅自制的药，如果需要的话，接骨拔牙什么都干。由于当时没有止痛药，在师傅给病人开刀时，年轻的琴纳必须使出全身力气按住疼得满地打滚的病人。如果一个人按不住的话，就到田里找人帮忙。和李时珍一样，琴纳的学医过程非常艰难，但同时也靠经验和直觉不断积累着医学知识。

又过了7年，21岁的琴纳出师了。一般来说，他应该独自开业，作为一名乡村郎中度过余生。但是琴纳非常喜欢这份职业，希望成为英国最好的郎中。师傅对他的想法很支持，帮他到伦敦的一位郎中约翰·亨特处继续深造，斯蒂芬同意支付弟弟所需的全部费用。

从英国皇家陆军退休的亨特是英国最好的郎中，退休以后在家教三两个学生，刚刚出版了牙科学的开山著作《人类牙齿的自然史》，正在写一本治疗枪伤的书。亨特有一个私人博物馆，收集了大量动物和人体标本，其中最著名的是一具身高两米多、被称为"爱尔兰巨人"

的人体骨骼标本。这个人叫查尔斯·欧布赖恩，在他去世之前很多年，亨特就买下了他的骨骼。这个人体标本直到今天还保存在伦敦皇家外科学院的亨特博物馆中。从他开始，郎中便可以被翻译为外科医生了。

和很多有能耐的人一样，亨特的脾气很不好，但他和琴纳一见如故，两个人相处得极其融洽。每天，亨特带学生们到圣乔治医院，让他们接触各种病人。18世纪伦敦的医院是非常糟糕的，四五个病人挤在一间房里，房间里难闻的气味让人作呕。

亨特还把学生们送到弟弟威廉开设的一个小的医学校学习。学生们在这里学习接生、研究化合物成分，最重要的是解剖尸体。因为主流思想认为人是上帝创造的，所以法律禁止解剖尸体，只有死刑犯的尸休才可以被解剖，因此尸体永远不够，和其他医学院的教授一样，威廉只能雇人去盗墓。

亨特除了教给学生们技术外，最重要的是给他们灌输了解决问题的概念，直到许多年以后，当琴纳因为某个医学难题百思不得其解，写信向老师求教时，亨特在回信中还是这样当头棒喝："想什么？为什么不去做试验？"

亨特从来没有告诉过学生应该做什么试验，而只是不停地强调让事实说话的道理。他告诉学生们，不要企图用主观思维去改变事实，而要用事实改变自己的思维，去解释事实，当理解了疾病的事实后，就可以治病了。师从亨特，琴纳建立了他的科学观，这是他成功的关键。

3年的学习结束了，亨特希望琴纳留在伦敦做自己的合伙人，琴纳谢绝了老师的好意，回到家乡伯克利，成为一名年轻的乡村郎中。和师傅鲁德劳一样，他也是风雨无阻地出诊，随叫随到。有一次在风雨中骑马到10英里外出诊，几乎冻死在路上。到了病人家中后，病人家属先用火和热汤把他救过来后，他才能给病人看病。

琴纳的医德让他在家乡很受人拥戴，平和的性格也使他结交了很多朋友。空闲时，他和好友——也是郎中的爱德华·盖纳一起骑马到山上看日落，然后到音乐俱乐部去拉小提琴、吹长笛。每个月他们会聚餐一次，开一瓶红酒，谈谈自己的病例。

1778年的一天，琴纳和盖纳又一起共进晚餐，这次红酒还没开塞，两个人便口若悬河地讨论了起来，因为有一个话题是非谈不可的。

10年，整整10年，斑点魔鬼在消失了10年后，重现于伯克利。

琴纳不仅在当时不知道天花是什么原因造成的，实际上他到死也不知道天花的病因。当时欧洲对天花的病因有两种解释，一是由臭气引起的，二是像中医说的，是胎毒。对抗天花，当时的办法是人痘接种术。

别的医生和郎中开始给付得起巨款的人接种人痘，可是琴纳做不到，并非他不会这门技术，而是他对人痘接种有心理障碍。他8岁时大哥送他去接种人痘，因为接种后要隔离，因此他在接种站住了一周，在接种站的一周里究竟发生了什么，琴纳从未对人提起。但可以相信，那是一次接近死神的恐怖经历，让他对此事产生了严重的心理障碍。

于是琴纳开始思考，有没有更安全、更容易、不用隔离的接种办法呢？

<u>16</u>　用十年寂寞换一夜星光灿烂

　　琴纳就此和恩师亨特书信往来讨论他的想法，亨特在回信中依旧要他做试验，动手解决问题，但是琴纳却无从下手，只好去搜寻记忆中关于牛痘的种种片段。

　　跟鲁德劳学徒时，有一次琴纳随师傅出诊来到一家农场，遇见了一位漂亮的挤奶女工，青涩少年爱德华和漂亮的姑娘聊了起来，聊着聊着就聊到天花上。姑娘说自己一点都不害怕天花："我不会得天花，因为我得过牛痘了。"牛痘是牛的一种不十分严重的疾病，只存在于英伦三岛和西欧，琴纳早就在哥哥家的奶牛身上见过，发病症状是母牛的乳房部位出现局部溃疡，产奶量减少，其他一切正常，一周后症状消失。

　　在农场，琴纳总能听到挤奶女工的歌声，"我的脸庞是我的财富"。当时的英国，挤奶女工的地位如同今日的模特，往往能够嫁个家境非常好的人家，就是因为她们拥有无瑕的皮肤，永远不会出现因天花留下的麻点。

　　琴纳曾经把这些发现告诉师傅鲁德劳，师傅的回答是，这是挤奶女孩的迷信。几年后，在亨特那里学习时，他又和亨特提起，亨特也认为这是迷信。于是这个发现就搁置在琴纳的记忆深处了。

　　10 年过去了，这个发现从琴纳记忆的某个地方浮现出来，他开始认为这是现实，于是开始走访 10 年前的那些挤奶女工，发现尽管周围的人相继被天花夺去生命，但得过牛痘的挤奶女工很少有人得天花。

　　牛痘是不是能够用来代替危险的人痘接种呢？

　　他在挤奶女工中进行调查，发现给患牛痘的奶牛挤奶时，如果女工皮肤上有伤口，就很容易感染牛痘，皮肤上出现丘疹，慢慢发展成水疱、脓疱，还会出现一些其他的症状，如发热、发炎。症状在第 6 天消失，大约 3 至 4 周痊愈，此外没有别的不良反应，更不会丢掉性命。

　　直到今天，牛痘的出现和消失还是个谜。它总是突然出现，感染这个地区的每一头牛，然后突然消失，几年后再突然出现。琴纳向同行求助，但是每个人都对他用动物病来预防人类病的想法感到不可思议，大家认为人和动物之间有一个不可侵犯的界限，这么想绝对是脑子进水了，因此他只能孤身一人继续研究下去。

　　下一步，就该用亨特老师教的试验法来证明事实了。

　　他说服了一些得过牛痘的挤奶女工参与试验，给她们接种从天花病人身上采取的样品，结果没有出现任何症状。为了让实验结果更加可靠，他再次给她们接种人痘，还是没有出现天花症状。但是当他给另外一组得过牛痘的挤奶女工接种人痘时，有人出现了天花症状。他又听说有的得过牛痘的挤奶女工也会患上天花。这是为什么？

　　面对矛盾的试验结果，琴纳百思不解，他利用一切机会向其他医生和郎中们请教，大家被他骚扰得忍无可忍，威胁说如果他再提牛痘的话就将他从聚会中驱除出去，琴纳只得闭口。最后，无比孤独而又不舍放弃的琴纳继续观察，不断问自己：为什么牛痘对有的人有效，对有的人无效？

　　就这样又过去了10年，对琴纳来说，那是非常非常寂寞的10年。

　　1788年，39岁的琴纳迎娶地主的女儿卡瑟琳·金斯柯特为妻，4年后他获得苏格兰圣安德鲁斯大学的医学博士学位，终于可以被称作医生了。获得这所大学的学位只需要送上一笔现金作为礼物，外加两名医生的推荐信，表明他们了解申请人，证明申请人完整地听了医学几个分支的讲座，纯属野鸡学位。如果琴纳能料到十几年后全世界所有的大学会争先恐后把博士学位捧给他的话，他绝对不会去申请这个学位。

　　空闲时间里作为爱好，他研究鸟的习性，并制成标本送给亨特，两个人始终保持着深厚的友谊。亨特患有心绞痛，于是琴纳开始研究这种病，解剖了两名死于心绞痛病人的尸体，得出的结论是食物中的脂肪会造成心绞痛。因为怕亨特紧张，他并没有告诉老师他的发现。1793年，亨特死于心绞痛。就在这一年，琴纳终于想通了。

　　亨特不停地让他做试验，十几年了，琴纳做了试验，得到了事实，可是他就是弄不明白为什么接种牛痘的效果会因人而异。这一年牛痘又出现了，琴纳家养着一头奶牛，为家人提供牛奶。现在，这头牛也得了牛痘。

　　1793年的一个夜晚，琴纳清理完谷仓，坐在一个木桩上，打算歇息一下再上床睡觉。四周的一切都那么平静，只有母牛懒散的喘气声。

　　琴纳无目的地坐在那里，放松身心享受那一刻的宁静，突然，那个困扰他十几年的答案就在这一刻出现了：如果感染早期牛痘，病毒本身不强，便不能够抵抗天花。如果感染晚期牛痘，病毒已经被牛的免疫系统弱化了，同样不能抵抗天花。只有感染牛身上处于繁殖最高峰的牛痘，才能彻底抵抗天花。

尽管当时琴纳和世界上所有的人一样不知道病毒为何物，但是他在那晚所总结出的结论是正确的。

1793 年的那一夜，是人类历史上星光最为灿烂的一个夜晚。

17 世界的免疫员

为了验证自己的答案，琴纳还得按亨特教导的那样去做试验。可是就在他准备验证的时候，1793年秋天，牛痘又突然消失了。

琴纳知道牛痘早晚会回来，在等待中，他开始设计试验。牛痘一旦出现，几乎所有的牛都会被感染，虽然这个时候选择处于繁殖高峰的牛痘没有问题。但是，牛痘还是会消失的，应该如何保存毒株呢？也就是说在没有牛患牛痘时，如何预防天花？

他决定用从手臂到手臂的方法——当一个人手臂上长出牛痘后，从中取样接种到另外一个人的手臂上，也就是将从牛到人的接种途径变成从人到人。这种办法借用了人痘接种的方式，只不过用的不是人痘而是牛痘。一切就绪，琴纳焦急地等待着机会，牛痘也如预料的一样于3年后再度出现。

1796年5月14日，他看到19岁挤奶姑娘萨拉·内尔姆斯手上长出了大大的脓疱。这个伟大的机会，琴纳已经等待了将近30年。

琴纳早就准备好了一切，包括被接种的人。琴纳在笔记中是这样写的："材料来自一位被主人的奶牛感染的挤奶女工手上的疱中，于1796年5月14日在男孩的手臂上接种两次，各有半英寸长。"

事后，在给好友盖纳的信中，他提到男孩的姓名：詹姆斯·菲普

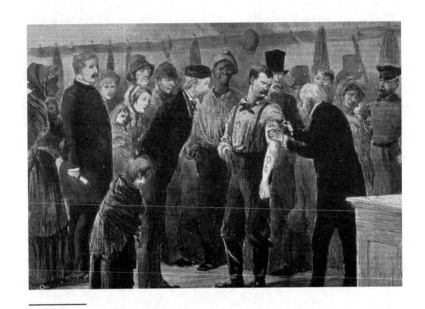

他决定用从手臂到手臂的方法——当一个人手臂上长出牛痘后，从中取样接种到另一个人的手臂上，也就是将从牛到人的接种途径变成从人到人。

斯，一名在他们家打零工的夫妇的儿子。詹姆斯·菲普斯和萨拉·内尔姆斯的名字因此被永远地印在历史书上，包括感染萨拉的牛也名垂千古，它的皮现在还保存在圣乔治医院的图书馆内。

　　萨拉是供方，没有什么问题。作为受方的詹姆斯愿意名留青史吗？或者说是他妈妈同意让他做琴纳的试验品吗？

　　西方的科学家们并没有因为琴纳的伟大而替他掩饰，有不少人指责琴纳把詹姆斯作为实验的豚鼠，和 75 年前卡罗琳公主用判了死刑的囚犯和无依无靠的孤儿进行试验一样不人道。

　　但是琴纳并没有这种顾虑，因为他相信牛痘是无害的。虽然如此，但当时连医生和郎中们都不相信这种方法，更何况没有受过教育的菲普斯夫妇。琴纳从未提到过是怎么说服詹姆斯父母的，他很可能是直接提出这个要求，菲普斯夫妇便很难拒绝了。

科学的进步需要有很多人的勇敢牺牲，同时也有很多无奈的牺牲。伟人也会有缺陷，但这并不妨碍他们成为伟人。

从琴纳的角度看，这样做对詹姆斯不仅一点坏处都没有，而且还是非常好的选择。以他家的经济状况，是不可能接种得起人痘的。英国的孩子通常在7岁左右得天花，詹姆斯正处在这个岁数，不接种牛痘的话，他也许很快就会得天花，死亡的可能性为三分之一。接种成功，会使他终身免疫。

接种后，琴纳记录了詹姆斯的反应：第7天抱怨胳膊不舒服。第9天发冷，没有食欲，有点头疼，整整一天不舒服，晚上难以入睡，但是第10天就全好了。

不久，詹姆斯出痘，然后脱落。换句话说，他出现牛痘的症状，然后恢复了过来。说明牛痘接种是安全的，然而真正的试验还没有开始。恰恰在这时，天花在伯克利出现了。7月1日，琴纳在詹姆斯的双臂上接种了人痘，没有出现任何症状。一年之内，琴纳一共给詹姆斯接种各种人痘20次，詹姆斯都没有出现天花症状。

兴奋异常的琴纳在自己家旁边盖了一间木屋，送给詹姆斯。

初次成功之后，琴纳还要做更多的试验。1798年，天花和牛痘在伯克利一起暴发，让琴纳有了充分的试验机会。他先给7岁的姑娘汉娜接种牛痘，等症状出现后，从汉娜身上取样给另外4个孩子接种，其中包括他一岁半的儿子罗伯特。每次接种牛痘后，他都立即给孩子们接种天花，没有一人出现天花的症状。此时，琴纳的试验终于可以宣告成功！

作为忠诚的教徒，他认为是上帝选择他来完成这项伟大的使命，是上帝让他教会人类用牛痘消灭天花，所以他从此自称是"世界的免疫员"。

1798年年底，琴纳将牛痘接种的结果写成小册子出版，题目叫《牛痘的起因与后果——英格兰西部某些郡的调查》。1799年又出版了第二本小册子《牛痘的进一步观察》，1800年出版了第三本《与牛痘相关的事实和观察的继续》。

第一本小册子问世后，在英国医学界引起了广泛的关注。牛痘接种看起来比人痘接种更为有效和安全，被医生们广泛认可。1803年理查德·杜宁医生首先称牛痘接种为"疫苗接种"（Vaccination）。70年后，伟大的科学大师、法国的路易斯·巴斯德为了对琴纳表示尊重，把用接种来刺激免疫以抵抗疾病的办法统称为"疫苗接种"（Vaccination），所用的接种材料叫"疫苗"（Vaccine）。

琴纳这个发现的意义并不仅限于让人类征服了天花这个大敌，更重要的是使人类在思想上有了质的飞跃，意识到疾病是可以被预防或者治愈的。在此之前，疾病自古以来就被认为和吃饭睡觉一样，是生活中必不可少的一部分。然而从琴纳开始，人类获得了前所未有的信心和胆量，这个胆量就是我们今天所享受的现代文明的源泉。

琴纳一下子多了很多朋友。英国医生们的来信如潮水般向琴纳涌来，向他讨教种牛痘的技术，讨要牛痘疫苗。通常琴纳会寄去一个小管子，里面装有一根针，针头上是牛痘疫苗。因为牛痘在人体外只能存活几天，幸运的话，医生们才能够成功地接种，然后用从手臂到手臂的办法将疫苗延续下去。

琴纳也一下子多了很多敌人。很多人包括一些医生认为接种违背上帝的意愿，他们甚至认为天花是上帝的礼物，用以减少穷人的数量。如果人为地战胜天花的话，穷人的数量就会失控。另外的一部分敌人是那些靠接种人痘而发大财的医生们。因为担心如此方便低廉的牛痘接种会断了他们的财路，他们便到处散布谣言，说牛痘接种更危险，会杀死人，把人变成母牛。

但是，多数人是站在琴纳一边的，他们从朴素的角度考虑，既然吃牛排喝牛奶都没有问题，想必接种牛痘也不会有问题。因此反对的观点很快被公认为是迷信。

<u>18</u> 科学没有战争

琴纳的小册子一发表，马上被翻译成法文、德文、西班牙文、荷兰文、意大利文和拉丁文。尽管欧洲正在大战之中，但各个国家不约而同地以最大的热情关注琴纳的发现，国家之间的战争与人类和天花的战争相比，实在是渺小得可怜。

首先获得牛痘样品的是奥地利，卡罗医生写信向琴纳索要样本，琴纳很快寄给了他。卡罗和奥地利要人关系很好，因此疫苗得以用最快的速度传递，样品一到丹麦港口，立即马不停蹄送到他手中。接种获得成功，卡罗接着又将牛痘疫苗传入波兰、匈牙利、俄国和意大利。

俄国沙皇亚历山大一世在证实牛痘的效果后，下令全国接种，俄国成为第一个全面接种牛痘的国家。每个城镇都成立了接种委员会，为了确保他的命令得以执行，他专门组建皇家医学警察对这些委员会进行监督。第一位接种牛痘疫苗的孩子被命名为"Vaccinoff"，专门用黄金车接到首都。俄国医生一共为大约200万人接种了牛痘，沙皇因此专门送给琴纳一条昂贵的钻石项链。

在意大利，主要是教会在大力宣传支持接种。为了证明牛痘的神奇，医生让接种了牛痘的孤儿和患了天花的孩子睡在一张床上。在没有医生的农村，牧师便在教堂里给人接种。

拿破仑也派遣医生欧伯特到伦敦专门学习牛痘接种，受到英国官方的欢迎。尽管琴纳没有和欧伯特见面，但当他听到这个消息后，说了这样的话："科学没有战争。"欧伯特回到法国后，拿破仑下令全军没有得过天花的士兵都要接种牛痘。这个决定获得英方的大力赞扬，因为这样一来就不用担心法国战俘会带来天花。

拿破仑一向瞧不起医生，每次见到医生，他的第一个问题永远是："你在行医中已经杀了多少人了？"一次，他收到英国一名乡村医生的来信，请求他释放几名英国战俘。英法当时正在为欧洲的霸权而交战，战俘是要用来交换的。通常这种请求，拿破仑一概不理会，何况是一位医生写的，手下认为皇帝陛下肯定和往常一样，会将这封信顺手扔到壁炉中去。

没想到，拿破仑一看签名，便欣然答应："我无法拒绝这个人的任何要求。"这个医生就是爱德华·琴纳。

拿破仑一代天骄，打遍欧洲无敌手，连远在大洋彼岸的美国年轻军人们也以他为偶像，纳尔逊、威灵顿等一代英国名将皆不入他法眼，但却彻底折服于英国西部伯克利的这名乡村医生。英国的旅行者只要携带琴纳写给拿破仑的便条，便如同拥有特殊通行证一样，在法国任意旅行，不用担心被捕。

不仅是拿破仑，欧洲各国的君主，无论是西班牙的卡洛斯四世，还是俄国的亚历山大一世，对琴纳的请求都一概答应。

牛痘从法国传入西班牙，西班牙国王卡洛斯四世特意派遣一支舰队把牛痘疫苗带到西班牙在美洲的殖民地。为了确保疫苗的活性，船上载了22名来自孤儿院的男孩，开船时接种两人，以后每周接种两人，10周后舰队到达古巴，再换上一批男孩。就这样把牛痘带到墨西哥和南美，再从那里驶向菲律宾。从 1803 年到 1806 年，这支舰队的医生一共为 23 万名儿童接种了牛痘。

美国波士顿的本杰明·沃特豪斯医生 1800 年根据琴纳的小册子，为 4 个儿子接种牛痘，然后用人痘进行验证，确认效果后，又用波士顿卫生局送来的 19 名孤儿进行重复试验。然后为了证明以前所用的人痘接种很危险，他进行了一项琴纳没有做的试验：把这些人痘给两名从来没有得过天花和从未接种牛痘的孤儿接种，这两个孩子都得了天花，虽然活了过来，可是脸上留下斑点。

沃特豪斯用这种今天的医生和科学家想都不敢想的残酷方式向美国人证明了牛痘的效果。他将这个结果告诉了美国第三任总统托马斯·杰斐逊，杰弗逊马上让全家进行牛痘接种。后来杰弗逊便把琴纳奉为偶像，在给琴纳的信中这样写道："人类将永远不会把你遗忘。"

1805 年，葡萄牙商人哈维特将牛痘从菲律宾带到澳门，东印度公司的医生皮尔逊得到牛痘后，成功地为中国人接种。他的助手邱熺 1818 年用中文写成《引痘略》，是第一部全面介绍种痘的中文书。邱熺一生接种上百万人，1818 年为两广总督阮元之子成功进行了接种，使牛痘疫苗获得官方的支持。阮元在抵制鸦片时，对洋人带来的牛痘的救命功效却大加赞赏，并倡导全国接种。并赋诗："阿芙蓉毒流中国，力禁犹愁禁未全。若将此丹传各省，稍将儿寿补人年。"

尽管还有很多反对的声音，但从 1801 年开始，琴纳便开始被荣誉包围了。这一年除了沙皇的项链外，他还获得了几枚奖牌，包括英国皇家海军颁发的一枚。1802 年他获得皇家奖金 1 万英镑，1806 年再次获得 2 万英镑，以弥补他因为研究和接种牛痘而损失的行医收入。

1802 年到 1803 年之间琴纳在伦敦待了几个月，然后回到伯克利。

1805 年，伦敦的一群医生希望他搬到伦敦，并保证能让他通过给富人接种而富甲英伦。琴纳拒绝了这个邀请，因为生活在伦敦那个喧闹的城市，他会失去原有的快乐。当年人们视种痘为买命，琴纳完全可以靠牛痘接种这个安全、没有任何症状、不用隔离的办法成为非常富有的人，但是他依然坚持当一名乡村医生，也因此开创了一个先例，被巴斯德等后辈遵循着：和健康有关的发明是无偿的。这也成为现代医学一个伟大的传统。

成名后，琴纳依旧很努力地工作，比成名以前还要努力。每天早上早早起来，回复各国的来信。1806 年他从一封来信中得知牛痘在种痘的故乡中国接种成功，非常高兴。

每周固定有一天，他都会为穷人免费接种。无论刮风下雨，都会有 300 名左右的人早早来到他家的花园。仆人们让大家在被琴纳称为"接种天堂"的木屋门口排好队，等候琴纳医生给大家挨个接种。忙碌的一天结束后，他总忘不了要感谢上帝让他为这么多的人免除斑点恶魔的危害。

这段时期，欧洲和美国所有的医学协会都请他加入，大学争相授予他名誉学位。1813 年牛津大学也破例授予他医学博士的学位，琴纳医生的名号终于不再是用钱买来的了。这些学位在授予时都要求被授予人做书面答复，每一次，这位依旧在伯克利乡间行医的郎中总是自我介绍为：世界的免疫员。

1811 年琴纳得了一场大病，1815 年他的妻子去世，他也开始衰老了。1820 年中风后恢复过来，琴纳于 1821 年被英王乔治四世封为御医，1822 年被选为伯克利市长和和平法官。

1823 年 1 月 25 日，他再次中风，次日，琴纳去世，终年 74 岁。在琴纳的葬礼上，无数被他拯救的人从各地赶来，詹姆斯·菲普斯站在最前面。

琴纳之后的将近200年来，人类出现了很多科学巨人。但是无论他们取得多么伟大的成就，无论他们多么骄傲，每当他们想到英国伯克利那块墓碑的时候，都会变得无比谦虚。

那块墓碑上刻着："这里是人类最伟大的医生的长眠之地，琴纳以他的智慧把健康和生命带给全世界半数以上的人"。

在这个星球上，绝对没有第二块墓碑能够承受如此的重量。

19 世纪中叶欧洲国家开始出台硬性规定，儿童上学前必须接受免费的牛痘接种，天花开始在欧美各地区消失。1895 年，瑞典成为第一个无天花国家，1899 年波多黎各成为第二个，1920 年到 1940 年之间，所有欧洲国家相继消灭天花。

对于牛痘接种的前景，琴纳曾经很自信地预言："虽然我没有十足的信心，但请容许我祝贺国家和普通大众，一种解除天花的方法，将能使一个每小时都夺走人生命的疾病、一个被视为人类最严重灾祸的疾病，从地球上永远销声匿迹。"

但事实证明他太乐观了。

杰斐逊担任美国总统期间，曾下令军队为印第安人接种，可惜由于联邦经费紧张，这个计划夭折了。30 多年后，汽船把天花带给西部的印第安人，5 年之内美国印第安人人口暴减。

在美国，疫苗接种的阻力非常大，一部分人出于宗教信仰而拒绝接种，另一部分人则认为接种疫苗侵犯了他们的民权。直到 1947 年的一场意外才改变了这一切。1947 年 3 月，一位去过墨西哥的美国商人倒在了纽约的公车上，直到他去世后，医生才意识到他得的是天花。有很多的人在公车上和医院里接触了这个天花患者，消息在报刊上报道后，纽约全城恐慌，市政当局紧急开展全体市民天花疫苗接种行动。在陆军、海军的帮助下，到 4 月 20 日，345 万纽约人接种了天花疫苗，没有再出现一例天花病例。从此，美国全国的天花疫苗接种行动才得以顺利进行。到 1951 年，美国只出现 11 例天花病例。

由于以亚非为主的国家没有现代化的医疗系统，政府缺乏重视，加上宗教信仰等原因，直到 20 世纪，天花还是夺去了 3 亿人的生命，平均每年为 500 万。对付天花的特效药依然缺乏，唯一的预防办法，就是提前进行牛痘接种。琴纳的牛痘病毒在漫长的岁月中虽然出现变异，变成一株新的病毒，但仍对天花有效。

1966 年，在美国医生唐纳·亨得森领导下，世界卫生组织展开全球消灭天花行动。主要在亚非拉国家全面接种牛痘，试图使天花找不到新的宿主而自然消失。这个计划一开始很不成功，无论怎么努力，天花病毒还是能找到新的感染者。

1968 年，运载疫苗的船没有如期到达尼日利亚，当地的医学工作者不得不采取变通的办法，因为现有的天花疫苗数量有限，他们只能针对重点人群接种。医疗人员到处散发天花病人的照片，让民众一旦看到病人马上报告。病人出现后，对其所住的村庄全面封锁，全村人无论是否接种过都再接种一次，直到病人恢复，没有新的病例出现为止。这个直接切断天花流行链的重点接种法相当成功，三年半时间内，便在中非和西非消灭了天花。

在亚洲，最大的困难出现在印度，1974 年春天的一场天花流行曾杀死 2.5 万名印度人。印度最大的问题是他们崇拜天花女神，认为接种牛痘违反自然，就算清除了天花，女神的怒气也会从其他方面发泄出来。医疗人员只能大力宣传牛痘接种是获得过天花女神同意的。其次得为那些挨村乞讨的乞丐提供食物和住处，让这个传播天花的主要途径得到控制。1975 年 7 月 4 日，印度天花灭绝，也表明全亚洲天花灭绝。

1977年索马里的厨师马林成为最后一名自然感染天花的病人。1978年，英国一家实验室的天花病毒意外泄漏，医学摄影师珍妮·帕克和她的母亲被感染，帕克死于天花，该实验室的负责人也因此自杀。天花就这样在英国这个牛痘发明地寿终正寝。1979 年，世界卫生组织宣布天花绝迹。琴纳的梦想经过 179 年终于实现了。

事情却并没有就此结束，新的问题出现了。尽管出现过接种牛痘后感染天花的例子，但琴纳认为是接种的问题，他一直相信牛痘对天花的免疫性是终身的。其后，科学家证明牛痘的免疫不是终身的，具体有多长时间并不清楚，但能够让人躲过儿童期这段对天花最易感的时期。

而且从严格意义上来说，天花病毒并没有完全消失。1980 年世界卫生组织要求各国毁掉保存的天花毒株或者送到美国和苏联保存。英国把毒株送到了美国，其他国家同意销毁。美俄两国共有大约600个冷藏管，装着这个世界上仅剩的天花病毒。美国的天花病毒保留在亚特兰大的国立疾病控制中心，俄国的天花病毒保存在西伯利亚的国立病毒和生物技术研究所。

世界卫生组织1986年开会决定，于1993年年底销毁这些剩余的病毒，但是最终期限过去了很久，病毒并没有被销毁。因为势均力敌的两方还在为此争论不休：一方希望彻底销毁天花病毒；一方从研究的角度考虑，认为要保存必要的天花病毒，因为它有可能卷土重来，到那时还用得上。

YELLOW FEVER

黄热病

01　黄色的夏天

1793 年是动荡的一年，法国大革命浪潮凶猛，该年 1 月法王路易十六被送上断头台，导致欧洲列强联手对付法国革命政府。面对英国、荷兰、西班牙和奥地利的夹击，法国赶紧向盟友求援，首先想到的就是新兴的美国。

美国独立战争时，法国在关键时刻出手，帮助其赢得独立，因此多数美国民众支持法国。但以华盛顿为首的美国政府怕激怒英国，因此坚持中立。于是法国政府派爱德蒙·热内出任驻美大使，试图把美国拖下水。

4 月，热内抵达美国，并没有走上层路线，而是拉拢草根，在各大城市巡回讲演，煽动民众的革命热情，接着以法国政府的名义雇用美国平民和民船，让他们在大西洋上为法国当海盗，攻击劫持英国船只。因为热内在美国很得民心，华盛顿政府只好听之任之。

就在这时，海地发生暴动，住在那里的法国侨民纷纷出逃，很多人来到美国，仅费城一地就聚集了 2000 多难民，这些人整天无所事事，被美国人的革命热情感染，两方联合起来要求政府对英宣战，出兵海地。

7 月，上万人聚集在费城的市场街，举行声援法国的群众集会，没多久集会演变成大游行。人们来到华盛顿官邸，要把华盛顿从家里拖出来，宣称如果不向英国宣战的话就再发动一场革命。好在宾州民兵及时赶来，才驱散了人群。华盛顿内阁也因为对法政策的分歧产生尖锐的矛盾，支持法国的国务卿杰克逊甚至一怒辞职。

8月下旬，局势越来越紧张，与此同时，费城出现黄热病并很快流行起来。费城是当时美洲大陆最大的城市，人口超过5万。大部分地区没有排污系统，一下雨就成了沼泽，到处都脏得一塌糊涂。人们还是沿袭中世纪的习惯，不讲个人卫生，基本上不洗澡，导致流行性疾病传播得非常快。当当局意识到时，每天死于黄热病的人已经达到两位数了。

费城同时也是当时美国医生最多的地方，这些医生给出的建议包括：清理街道、建立黄热病医院、到处洒醋、用火药清理空气，让病人待在通风的房间、避免疲劳、少喝啤酒和葡萄酒、勤换衣服和床单等。而名医本杰明·拉什则呼吁大家赶紧逃离费城。

拉什是美国的国父之一，他从英国爱丁堡大学毕业后，在英国行了一段时间医，于1769年回到费城，不仅自己开诊所，而且是宾夕法尼亚大学的前身费城学院的化学教授，出版了美国第一部化学教科书，还写了不少医学著作。拉什在英国的时候，除了学习之外，还受到自由主义思潮的很大影响，回到费城后，和托马斯·佩恩等人志同道合，成为"自由之子"的积极分子，后来被选为大陆会议的议员，在独立宣言上签了名。1777年，他出任大陆军中部军区的医学总监，后来因和华盛顿不合，结束了在大陆军的生涯。既然不能为良相，只好继续做良医。美国独立后，拉什受聘于费城医院，并担任宾州大学医学理论与临床实践学的教授。

费城人综合各方的建议，决定采取远离病人的方针，能走的纷纷离开。整个黄热病流行期间，估计有 2 万人逃离费城，占城市人口的40%。走不了的人很少在街上出现，不得不上街的人都穿着洒了醋的衣服，或者在口鼻上蒙上东西。传闻烟草可以预防黄热病，结果不管男女老少从早到晚都不停地抽烟。还有一个说法是大蒜能预防黄热病，于是很多人天天嚼蒜，或者把蒜带在身上，弄得费城除了烟味就是蒜味。

市政府跑得就剩下市长马修·克拉克森了，州政府在州长托马斯·梅菲林的带领下全体跑光，干脆关门。联邦政府也没坚持住，财政部一共9个公务员病了8个，包括部长汉密尔顿。吓得华盛顿赶紧将联邦政府转移到郊外的德国镇，让战争部长诺克斯主持大局，自己和杰斐逊火速跑回家乡弗吉尼亚。司法部长伦道夫在外和印第安人谈判，战争部的诺克斯待了两天也慌了，门一锁，骑马北上往家乡波士顿跑，走到新泽西被民兵拦住测体温，发现他正发烧，便将其隔离了两个礼拜才放出来。整个联邦政府只剩下邮政总督皮克林加上零零散散几位公务员，也基本不工作。

美国建国之初，联邦政府非常小，国会作为立法机构执掌大权，本来国会议员们应该来首都费城开会，但因为黄热病流行，没有一个议员敢来，法律又规定国会必须在首都举行会议，这样一来会议便无法召开，整个联邦政府就瘫痪了，连紧急公务都处理不了。比如法国海盗劫持了一艘英国船，开到了马里兰州的一个港口，英国要求还船，州长不知道怎么办，找到弗农山庄园问华盛顿，华盛顿也不知道怎么办，过去的例子没有办法查，因为文件都在费城，最后只好让州长看着办。

　　这个时候，华盛顿、杰斐逊和汉密尔顿等人才意识到，如果来了外敌，美国有可能就亡国了，现有的政治体制不能应付这种突发事件，他们所引以为自豪的民主体制竟然这么脆弱，几乎被一场流行病给颠覆了。

02　瘟疫推动大国之梦

　　费城的黄热病病人不计其数，不要说治疗了，就连掩埋死尸都困难，只能靠城里那些自由黑人挨家挨户走访，来照顾黄热病病人。年老的黑人对黄热病有免疫力，但年轻的就不一定有了，整个流行期间先后有300多名黑人志愿者因此丧生。

　　费城是贵格派的根据地，贵格派出医生，因此费城的医疗水平是当时全美最高的，然而黄热病流行后，医生们纷纷逃出城去，不走的也足不出户，不看任何病人，只有拉什一个人用放血疗法坚持为病人治疗。

　　拉什是放血疗法的信奉者，但其实这个方法毫无效果。他便对此法进行改进，先让病人吃有毒的东西，导致其剧烈呕吐和腹泻，然后再放血。

　　9月3日，拉什宣称用这个疗法治疗了12名病人，其中8名好转。9月5日，他又宣称救活了30名病人中的29位，但遭到其他医生的强烈质疑。拉什依旧我行我素，继续用自己的疗法每天诊治上百名病人。9月12日，拉什感到很不舒服，他判断自己得了黄热病，没过几天，消息在费城传开，导致剩下的医生全部跑光。

　　到了这个地步，拉什索性让助手给自己放血，9月19日，他又开始治疗病人。拉什诊所每天有 150 多人要求放血，他的每个助手平均每天要放 30 个人的血，有时，干脆让病人站在大街上，直接把血放到马路上。后来还训练了一支自由非洲人社团，这些人一共放血 800 人次。

在今天看来，拉什的疗法有害无益，但他坚定不移的信念却让不得不留在费城的人们心中燃起了希望，直到城市重新出现活力。

几周后，拉什黄热病复发，尽管关节非常痛，没有食欲，严重盗汗，但每天早上，他还是坚持起床去诊视病人，直到 10 月 4 日倒在一位病人的房间里。两天后，拉什又起床出门诊视病人，10 月 9 日再次晕倒，只好再一次进行放血治疗，六天之内卧床不起，连抬头都十分困难，却再一次站了起来。

在医学史上，拉什并不是靠治疗黄热病出名的，而是靠第一个意识到精神病是一种疾病而奠定了自己的地位。从 1793 年到现代，拉什在黄热病流行中的放血疗法一直是人们反对和嘲笑的对象，但如果没有拉什，费城人就不可能有抵抗黄热病的信心，很难坚持到流行消失。在被称为美国国父的那一小群人之中，拉什是少数当之无愧的，不仅仅因为他在《独立宣言》上签署了自己的名字，更因为他在危急时刻成为美国的灵魂。

与此同时，华盛顿也不愿意再等下去了，他决定返回费城，杰斐逊虽然只剩下几个月任期，也和华盛顿一同返回。一路上因为物价飞涨了很多倍，两人倾尽所有才到了德国镇，好在黄热病因为天气转凉蚊子消失而消失了。

一直坚信民主万能的杰斐逊和麦迪逊通过这件事意识到民主体制的缺陷，特别是在应对这种突如其来的特殊情况时的无能为力。于是在他们的推动下，国会同意在危机时期，总统可以在首都之外的地方召集国会会议。

这一场黄热病还为政府解决了另外一个大难题：法国热。

黄热病流行后，法国大使热内躲到了曼哈顿。此时法国换了掌权的派别，收到美国政府的抗议，马上任命了新的驻美大使，此人一到美国就奉命逮捕热内。热内知道回去不会有好下场，赶紧向华盛顿求情。在汉密尔顿的劝说下，华盛顿保下了他。热内就在纽约待了下来，还做了纽约州长克林顿的女婿。

一场革命风暴就这样因黄热病平息了。副总统亚当斯后来回忆起1793 年夏天费城的骚动时依然心有余悸，认为如果没有黄热病的话，美国肯定会卷入一场革命之中。那样的话，美国的历史就会走向另外一个方向。

对于普通人来说，国家怎么走和他们无关，他们能切身体会到的是公共卫生方面的改变。这场瘟疫过后，美国变得越来越干净了。

18 世纪末，美国人和欧洲人一样，依旧不在乎个人卫生，费城居民中 20 年以上没有洗过澡的大有人在。人们身上散发着臭味，大街小巷臭气熏天，但大家对此习以为常，因为从生下来起人多的地方就是这种味道。

但医生们认为黄热病就是由某种气味造成的，于是市政府要求市场和街道要定期清理，不能有味道，人们也要清洁自己的住宅，把味道除掉。1793 年之后连续几年不断流行黄热病，迫使人们渐渐自觉地采取行动。穷人虽没有能力逃离费城，也想办法离开了病情最严重的贫民窟，搬到了城里的其他地方，居住和卫生条件不断改善。

改善最大的是水源，虽然医生们认为黄热病和水没关系，可是老百姓不这样看，在民意的强大压力下，1799 年费城建起美国第一套城市水处理系统，水源比从河里直接取来的要干净得多，而且使用起来也更方便，人们因此开始经常洗澡和用水做清洁，公共卫生得到了极大的改善。

除此之外，美国因为此次流行还有意外收获。

导致费城黄热病流行的海地暴乱越演越烈，拿破仑派遣妹夫查尔斯·勒克莱尔率 4 万精兵赴海地平叛。勒克莱尔到达海地后很快控制了局面，但黄热病很快在法军中蔓延起来，先后有 2.6 万名军人死于黄热病，勒克莱尔手下能够执行作战任务的只剩下 2000 人，最后连他本人也死于黄热病，法军再也无法对抗叛军，只得撤离海地。

海地的挫折使得拿破仑对美洲的经营失去了信心，杰斐逊抓住这个千载难逢的机会，于 1803 年用 1500 万美元买下了法国在北美的殖民地，这项"路易斯安那赎买"使美国的领土增加了一倍。更重要的是，它使美国终于完成了从殖民地时代开始的西进策略，从此，广大的西部对于美国来说再也没有障碍了，密西西比河成为美国的内河，美国有了它真正的纵深。

黄热病就这样推动着美国的历史，让美国离开了它原有的历史轨道，走向一个新的方向，也就是它的大国崛起之路。

03 又见黄热病

1858 年夏天，经过数十年间隔后，黄热病再一次出现在曼哈顿，每天都有人得病和死亡。60 多年过去了，纽约的医生们和 1793 年费城的医生们一样，对黄热病还是一无所知。唯一不同的是，纽约从 19 世纪初就建立了严格的隔离制度，一旦发现可疑的传染病患者，马上送进隔离医院。

纽约的隔离医院是当时美国最先进的医院，有治疗黄热病的经验。医院非常干净，隔离措施也很严格。但是，随着黄热病的继续流行，隔离医院附近流言四起，传说正是住在医院里的那些生病的爱尔兰移民散播了黄热病病原。就在几年前，1853 年新奥尔良流行黄热病，死了 9000 人，种种因素导致纽约人越来越紧张。

9 月 1 日晚 9 点，一大群全副武装的人从两个方向包围了隔离医院，一队人冲击大门，另一队人翻墙而入，很快占据了医院。人们把医院里的病人连人带床拖出来，然后放火焚烧医院。警察和救火队赶到后，扑灭了大火，可是第二天晚上，人们再度聚在这里，放火把医院烧为平地。事后执法机关抓了几个人，但无人被定罪。

两年多后，美国陷入内战，奴隶制这个死结只能用一场战争来解决。四年内战，血流成河，北方彻底摧毁了南方经济并赢得了战争，

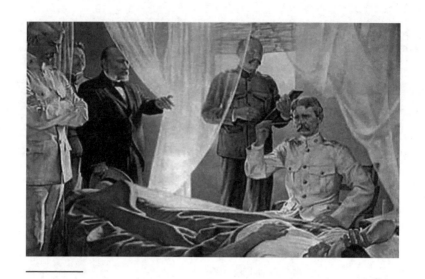

纽约的隔离医院是当时美国最先进的医院，有治疗黄热病的经验。医院非常干净，隔离措施也很严格。但是，随着黄热病的继续流行，隔离医院附近流言四起，传说正是住在医院里的那些生病的爱尔兰移民传播了黄热病。

奴隶制寿终正寝了，美国再次统一，从此一个真正意义的国家才开始形成。战争刚刚结束，林肯总统便倒在刺客的枪下，他的战后重建包括重整美国政坛的设想也毁于一旦。打赢战争的共和党人大举南下，划分政治地盘，加上格兰特内阁贪污腐化严重，使得共和党渐渐失去人心，民主党得以东山再起，从政治上讲，美国还是原来的美国。

　　1878 年，美国南方的经济有所恢复，尤其是密西西比河的航运为其带来新的生机，从新奥尔良到孟菲斯，船只来来往往非常热闹。亚特兰大等南方名城在内战中被谢尔曼放火烧光，战后一直无法恢复到战前的水平，而孟菲斯得益于密西西比河航运，城市总人口达到 4 万，成为南部仅次于新奥尔良的第二大城市。不过孟菲斯城经营不善，负债400万，连清理垃圾的钱都没有，市政府希望这一年棉花丰收，用以偿还债务。

3月4日，一场盛大的狂欢在孟菲斯开始了，人们从四面八方来到这里，估计有上万名游客聚集在城中心，孟菲斯成为欢乐的海洋。人们把战乱留下的伤痛和对未来的担忧都抛在脑后，置身于欢乐之中。

古巴的哈瓦那当时是加勒比海航运的中转站，虽然奴隶贸易已经终止了，但象牙、棕榈油、盐等货物依旧在此中转。来自非洲的货船在此停泊，卸货装货，来自波士顿、纽约和新奥尔良的商船也在此停泊，卸货装货后再返回。从3月份开始，刚刚经历过十年独立战争的古巴便开始流行黄热病。为了阻止黄热病随商船入侵，新奥尔良港口检疫官员已经为此忙了三个多月了。

桑德号就是众多商船中的一艘，它于5月19日离开哈瓦那，驶往新奥尔良。这是一艘1864年建造的船，常年航行于纽约、哈瓦那和新奥尔良之间，途中在西屿停留两天，一边补充供给，一边让船员放松一番。四天后，桑德号和它那些依旧醉醺醺的船员抵达新奥尔良，在港口外等待检疫，按规定，进港船只要在港口外待上10天，确保没有发烧的病例才能进港。就在桑德号抵达的当天，同样来自哈瓦那的另外一艘船上发现5名黄热病病人，使得随后的检疫更为严格，港口外挤满了等待进港的船只。

桑德号船长希望尽快进港，便把负责检疫的医生请来，让他为一名发烧的船员诊断，医生诊断该船员得了疟疾，要求将其隔离。为另一名叫约翰·克拉克的船员进行诊断时，双方言语不合，发生了口角，克拉克怒气冲冲地动起手来，吓得医生赶紧逃走了。就这样，桑德号只花了几个小时就通过了检疫，进入新奥尔良。

当天晚上，克拉克出现典型的黄热病症状，情况急剧恶化，两天后死亡，紧接着是机械师托马斯·埃利克特，死于五天之后。桑德号连续死了两名船员，惊动了城里的医生，他们为埃利克特做了尸体解剖，证实他死于黄热病。

就在桑德号经过检疫的当天，田纳西的卫生官员写信给路易斯安那的有关部门，询问黄热病的情况，得到的回答是一切正常。在其后的两个月内，新奥尔良的港口检疫还是很宽松，桑德号卸下糖后，又在新奥尔良和哈瓦那之间跑了两趟，每次都有几位船员患黄热病。

糖在新奥尔良卸下后，被装上在内河航行的船，逆流北上。7月18日，波特号装满由桑德号运来的糖，驶进了密西西比河。

上游的孟菲斯，夏天来得比往年格外的早，酷热了一阵，开始下雨，然后再度酷热，极端天气导致泥泞的街道上到处都是动物的死尸。新奥尔良出现黄热病的消息已经传到这里，虽然还只是街头巷尾的谈资，但是，城市卫生部门却不敢掉以轻心。

对于黄热病，孟菲斯的医学界有两种看法，一种认为和霍乱是一类的，另外一种认为是每年夏天由铁路带来的。这两种说法都难以被证实，于是孟菲斯的卫生部门决定两手一起抓，从这两个方面入手预防黄热病。他们获得了8000美元的经费，用于清洁城市，以至于当时的报纸宣称孟菲斯是这个大陆最健康的城市。

1878年，美国对于传染病的预防还是只有两个办法，其一是清洁城市。虽然报纸上自吹自擂，但孟菲斯卫生当局资金有限，加上城里的垃圾实在太多了，只把主要街道清理干净，就没钱了，只好考虑采取第二个办法：检疫和隔离。

　　检疫和隔离是历史流传下来的老办法，起源于 14 世纪黑死病流行时。当时最先采取严格隔离办法的是威尼斯，要求船只进港前在港口外待一段时间，直到确定没有鼠疫病人后才能进港。这个隔离期最初是 30 天，后来改成 40 天，Quarantine（隔离）这个词就是这么来的。

　　这个办法一直沿用到 19 世纪，对于港口城市来说，确实是预防传染病包括黄热病的最好办法，但对于船员来说，则是噩梦。商船在横跨大西洋的过程中，船员发烧是常见的事，然而港口检疫部门却不管三七二十一，只要发现一人发烧就全船隔离。如果此人真得了烈性传染病的话，会很快在船舱中流行，导致船只只能一直在海上航行，直到全船死光光。

　　到了 19 世纪中叶，商人们对这种隔离办法实在忍无可忍，因为货物滞留海上，会让他们承受巨大的损失，尤其是贩运新鲜货物的商人，经常因此血本无归。在商人们的压力下，港口检疫部门经常睁一只眼闭一只眼，很多时候隔离的规定形同虚设。

　　鉴于这种状况，1878 年 4 月 29 日，国会通过隔离法，授权海军陆战队医院在港口城市实施强制隔离措施，但该法律几个月之后才在各港口城市被落实。

因为有各种细节要解决，还要和州及县市两级执法机构沟通，所以美国新的联邦法律实施起来通常都会有一个延迟期。人们对这种延迟已经习以为常，然而 1878 年春夏的这个延迟，却导致了美国历史上一场巨大的灾难。

其实早在 1878 年 3 月狂欢刚刚结束时，孟菲斯便重组了市卫生委员会，成员包括三名医生、警察局长和市长，主席是本城名医罗伯特·米切尔。内战时期米切尔是南军田纳西军团某师的军医，在战场上负伤，战后和一位爱尔兰裔女子结婚，在孟菲斯开业行医，颇有声誉。

孟菲斯那年的夏天格外炎热，极有可能会出现流行病。因此 7 月初，委员会便开会讨论如何对付这一年的疾病流行。米切尔一贯主张实行夏季隔离，一个月前，他向议会要求拨专款用于隔离遭到拒绝。这次会议上，他又要求委员会批准实行传染病隔离制度，投票结果三比二，市长和警察局长投赞同票，而另外两名医生投了反对票。

约翰·厄斯金医生反对的主要原因是 5 年前黄热病流行时他注意到一个奇怪的现象，他工作过的一所监狱里只出现了两例黄热病，似乎是监狱那 15 英尺的高墙挡住了黄热病。

米切尔反驳道：您的意思是要本城居民都把院墙砌到像监狱那么高？

厄斯金接着陈述了反对隔离的理由，他首先觉得来自新奥尔良有关黄热病的传闻是空穴来风，其次觉得隔离会造成恐慌，从而影响航运和棉花交易，何况也没有人证明隔离能够预防黄热病。会后，他联合城里几名有影响的医生签署了一份申述，并在报上发表，试图推翻卫生委员会的决议，这样一来，便把有关隔离的争议公开化了。

报纸上天天展开大辩论，一方面质问如果没有黄热病的话，隔离造

成的巨大经济损失由谁负责？另一方面说如果出现黄热病的话，是不
是由反对隔离的人来承担责任？

反对隔离的声浪越来越大，米切尔承受的巨大压力，不仅来自同
行，也来自城里的官员们。7月11日，他只得辞去卫生委员会主席职
务。当时有400多名支持他的人联名挽留他，但米切尔去意已定。最终
市长任命反对隔离的杜德利·桑德斯医生接任主席一职。

7月27日，全国的报纸报道了新奥尔良出现黄热病的消息，卫生
委员会终于决定实行隔离措施。可惜，已经太晚了。

隔离令下，雷厉风行。警方在铁路线和密西西比河上的隔离措施落
实得很好，水陆交通要道都被控制住了。

不出所料，隔离引起了恐慌，银行遭挤兑，商店提前关门，人们纷
纷准备出逃，连动物都出现异常，开始逃离城市，唯独蚊子越来越多。

7月29日下午，孟菲斯人冒着32℃高温，聚集在大街上观看日食。
4点28分，月亮遮住太阳，城市顿时陷入黑暗。在场的一位历史学家
心中突然涌现出不祥之感，因为他记得1793年费城黄热病流行前，也
发生过一次日食。

黄热病果然已在8天前悄悄地出现。7月21日，本城一位女厨师的
丈夫乘船前来探望妻子，在路上发烧了，但恢复了过来。他落脚的第
二街279号住着总检察长特纳一家，几天后，特纳的两个孩子也发烧
了，其中一名死亡。7月25日，住在277号的一个人也发烧了。

7月底，波特号到达孟菲斯，厄斯金奉命上船检疫，发现船上有4
人死亡，还有1人正在生病，虽然船长辩解说都是因为天气太热的缘
故，但最终波特号没有获得在孟菲斯停留的许可，只好继续逆流而上，
把黄热病一直传播到俄亥俄，直到全部船员逃离这艘鬼船。

8月1日，另一艘商船金色皇冠号到港，放下3名发烧的女乘客。船员威廉·沃伦到岸边一家意大利酒馆消遣，第二天早上沃伦发烧，厄斯金把他送进隔离医院，3天后沃伦死亡。尽管有典型的黄热病症状，沃伦的病例还是未被卫生委员会报告。8月13日，卫生委员会终于报告了第一例黄热病病例，死者是沃伦去过的那家意大利酒馆的女老板，酒馆被封闭了。8月23日，孟菲斯卫生委员会宣布黄热病流行，距米切尔提出隔离建议已经过去了两个月。

05　死城

　　孟菲斯人纷纷外逃，火车票天天涨价，最高时一列火车的车票总额达 3.5 万美元，火车沿线饮用水的价格达 1 美元一杯，而当时的平均工资也不过 1 美元一天。沿途村镇对于孟菲斯人一概不接纳，敢硬闯者格杀勿论。

　　有钱人包括大部分政府官员都跑了，和当年的费城一样，城里只剩下没钱逃命的穷人，孟菲斯面临着和 1793 年费城同样的处境。城市人口从 7 月底的 4.7 万多人下降到 9 月份的 1.9 万人。

　　这 1.9 万人中，有 1.7 万人患黄热病。

　　孟菲斯成了地狱。

　　所有的店铺都关了门，大街小巷停满了棺材，空气中只有消毒剂的味道。孟菲斯市政官员向海德总统求助，但总统能做的只是安慰。9 月 2 日，市长福利平再次给总统发电报求援，得到的还是安慰，4 天后，市长也得了黄热病。

　　绝望之中，为对付黄热病流行而成立的哈沃德协会把医生和护士们组织起来，请一个多月前辞去卫生委员会主席之职的米切尔出任医学总监。

　　瘫痪的孟菲斯，日常生活靠教会救济在维持，对付黄热病只能靠哈沃德协会。协会的绝大多数医生都住在城里唯一一家依旧开门的旅馆中，每天早上，医生们被安排到各个街区，每天要看100到150名病人。

米切尔给出的疗法是先排便、洗脚和发汗，然后用威士忌擦澡，吃奎宁，让病人保持安静。这个疗法和拉什的放血疗法一样有害，比如用于排便的药物含有汞，很容易造成汞中毒，奎宁是专治疟疾的，对黄热病无效，如果服用过量的话，会出现和黄热病一样的症状。报纸上还登出了其他治疗办法：保持冷静！不吃专利药，不喝威士忌！照常生活和工作，尽可能地大笑。所有的办法基本上都是无效的。

除此之外，米切尔还面临医生奇缺的困境，但他又不得不把北方来的志愿者拦在城外，请他们返回，因为这些人进城三天后肯定由医生变成病人，反而增加了负担。每天晚上，疲惫的医生们聚集在一起，交换治病的心得，试图找到征服黄热病的办法，但一切都是徒劳的。

9月11日，冷空气来临，给人们以希望，但死于黄热病的人却越来越多，包括不少医生和神职人员。厄斯金死于9月17日，导致孟菲斯卫生委员会停止工作直到10月中旬。哈沃德协会的3000名以黑人为主的护士殉职者众多，111名医生有54名得病，殉职33人。黄热病流行开始时组成的公民自助委员会的20名成员，只有3个人活了下来。

面对死亡，孟菲斯人在绝望中坚持。

10月28日，天气变得更冷，黄热病发病率终于下降了，一个月后，城市慢慢恢复活力，棉花贸易重新开始，商店也陆续重新开张。

美国历史上最严重的一场瘟疫终于结束了，这次瘟疫流行中孟菲斯死于黄热病的人数超过5000人，虽然和1793年费城流行黄热病时的死亡人数相当，但流行期间孟菲斯却只有不到2万人，死亡者占总人口的将近三分之一。整个密西西比河流域死于黄热病的人数高达2万人，经济损失超过2亿美元。

12月10日，引起这场大流行的桑德号于大西洋上沉没，只有两名船员幸存，包括船长在内的其他船员全部葬身大洋。

黄热病结束了，像80多年前的费城人一样，孟菲斯人也想尽力忘掉这场噩梦。但是医学界已经和80多年前不一样了，这一次他们不会遗忘，因为就在过去的80年间，医学走出了黑暗的坑道，准备迎接光明。

探索黄热病的历程开始了。

由于国会处于休会期间，来自孟菲斯的议员直接向海德总统要求，联邦政府不仅应该进行救济，而且要成立专家委员会彻底研究黄热病的来龙去脉。

最终成立了由15名医生组成的专家委员会，医学总监约翰·伍德沃斯出任委员会主席，15人中只有1名医生来自孟菲斯，他就是米切尔。1878年12月，专家委员会来到孟菲斯，举行第一次会议，并在当地进行调查，次年1月，委员会在华府再次碰头，向政府呈交报告。

委员会的报告指出，这次黄热病流行呈现出巨大的种族差异。对于白人来说，死亡率为70%，而对于黑人来说，死亡率只有8%。就孟菲斯的感染者而言，1.4万名黑人中，只有946人死亡，而6000名白人中死了4000人，其中爱尔兰移民死亡率最高。在新奥尔良，死亡率最高的是儿童，尤其是5岁以下的儿童。根据这个结果，专家们认为奴隶贸易提供给黑人一定的基因抗病性，此外经过几次黄热病流行，人群出现了一定的免疫力。除了这些结论外，对于黄热病究竟是怎么传播的，还是一无所知。

接下来，国会决定设立国家卫生委员会，这一决定竟引发了一场政治斗争。约翰·巴恩斯为一方，背后有陆军医疗队和公共卫生协会支持。巴恩斯是约翰·霍普金斯医院的奠基人，他创立的医学总监图书馆后来成为国立医学图书馆。他认为黄热病属于卫生问题，因此应该由公共卫生协会和陆军医疗队来控制国家卫生委员会。另一方是伍德沃斯和海军陆战队医院，认为应该采取严格的隔离措施来预防黄热病，因此应该由海军陆战队医院来控制国家卫生委员会。

巴恩斯、伍德沃斯和米切尔一样参加过内战，巴恩斯是北军波托马克军团的军医，伍德沃斯和南方的渊源更深，他是田纳西军团的军医。因此北方的政治家支持巴恩斯，他们不希望黄热病的预防措施影响经济。而南方政治家支持伍德沃斯，他们只希望再也不要出现第二次孟菲斯大流行了，似乎伍德沃斯的严格隔离方法更能够做到这一点。

政治斗争的结果是北方势力获胜，巴恩斯一派控制了国家卫生委员会。11天后，伍德沃斯自杀。他是第一个因黄热病而死的专家，但不是最后一个。

06 二十年依然是个谜

除了以往流行的统计数字之外，黄热病专家委员会并没有取得任何进展，而海德需要的是一个肯定的答案。国家卫生委员会成立后做的第一件事，就是到黄热病的源头，去寻找答案。

近几十年的历次黄热病流行，病原都来自古巴，因此国家卫生委员会便组织了一批专家到古巴去研究黄热病，这项研究被称为哈瓦那黄热病行动。1879 年，来自新奥尔良、陆军医疗队和海军陆战队医院等机构的几名美国专家抵达哈瓦那，西班牙政府也为哈瓦那黄热病行动派出了协作专家，名叫卡洛斯·芬利。

芬利生在古巴，他父亲是一名苏格兰医生，在古巴定居行医。芬利毕业于费城的杰斐逊医学院，毕业后回到哈瓦那当医生。芬利的父亲很喜欢旅行，带着芬利到过很多地方，因此他能够讲流利的英语、法语、西班牙语和德语，还能阅读拉丁文。芬利发表过很多论文，其中有 40 多篇是有关黄热病的。在研究中他形成了自己的看法：黄热病有一个中间宿主。这个观点是划时代的。

芬利能够形成这个观点得益于两件事。一是微生物学的建立，人们走出了流行 2000 多年的体液说，用崭新的眼光看待疾病，对于芬利来说，黄热病不再是空气中的什么东西造成的，而是由某种病菌引起的。

根据他的观察，黄热病不是简单地从一个病人传给另外一个病人，而是有一种东西在人之间传播。二是他读到的发表于30年前的一篇文章。1850年，美国亚拉巴马的一名医生、亚拉巴马医学院的创立者约书亚·诺特在论文中指出，池塘抽干后黄热病就不见了，结合拉什在诊断第一个黄热病病人时记录的病人身上的红点，诺特意识到那是被蚊子叮的。

当时虽已经出现了蚊子传播疟疾的理论，但诺特关于蚊子传播黄热病的理论却根本就没有引起任何反响。当时人们还没有意识到那么小的东西能够杀死人，而且诺特没有做任何实验，只有推论。1853年黄热病又出现了，诺特的四个孩子死于黄热病，几年后剩下的两个孩子死于内战。

1878年孟菲斯黄热病大流行，使得芬利下了决心：研究蚊子。

哈瓦那黄热病行动专家组在古巴待了3个月，调查古巴黄热病的流行情况，分析病人组织和血液中的病理变化，美国专家们和芬利合作得很好，但对于他的中间宿主理论并不感兴趣。在没有什么重大发现之后，专家们返回美国。

但是，芬利对黄热病的研究兴趣被激发了。在哈瓦那黄热病行动研究的基础上，芬利进行了更深入的研究。他发现黄热病病人出血很常见，说明血液中存在着病原。那么什么东西能把病人的血液传给健康人？

诺特和其他人的蚊子宿主说正好能解释这一点，也能够解释为什么黄热病总是在夏天流行。芬利选择黄热病流行区最常见的埃及斑蚊为研究对象，发现埃及斑蚊在吸完血后，会马上寻找下一个宿主，这样便会很快传播黄热病，又和临床现象吻合了。

1881 年，芬利做了一个今天看来很不道德的试验，他抓来蚊子，让它们叮咬黄热病病人，然后再去叮咬正常人，结果 20% 的健康人得了轻微黄热病，

8 月 14 日，芬利在古巴皇家医学院报告了自己的发现，没想到引来一片反对的声音，不少人根本不认可他的报告，并认为他为了证实自己的理论编造实验结果。芬利因此被医学界拒之门外，但他没有气馁，继续独自研究黄热病。

在美国，孟菲斯人开始担心黄热病会卷土重来。过去 10 年间，由于官员贪赃舞弊，致使市政府欠下 500 万美元债务。1878 年流行后，大批有钱的白人离开，城里只剩下黑人和不缴税的移民。这场大瘟疫，彻底改变了孟菲斯甚至美国南方的人口结构。

1879 年，国家卫生委员会雇用纽约的一名工程师乔治·沃灵来清理孟菲斯。沃灵曾是北军上校，在内战中到过孟菲斯。他的办法很简单：修水管，一方面把污水排出来，另一方面提供干净的饮水，而且将排污管和饮水管分开。这套水处理系统非常成功，引起全国的仿效。

按当年的理论，这套饮水系统为的是将邪恶的空气和疾病排出城去，但它还有一个当时人们没有意识到的益处。由于有了这套水处理系统，孟菲斯城里蚊子滋生的环境大大地改善了。

1878 年黄热病大流行成为美国历史上最大的一场瘟疫，和厄尔尼诺现象也有关联。1905 年新奥尔良再次流行黄热病时，并没有往北传播，一个重要原因是那年没有厄尔尼诺现象存在。

20 年又这样过去了，黄热病依旧像谜一样存在。

古巴之病

孟菲斯黄热病大流行整整 20 年后，美国和西班牙为了古巴开战。

1898 年 2 月 15 日晚 9 点 40 分，美国海军缅因号在哈瓦那爆炸，以海军部副部长罗斯福为首的海军强烈要求和西班牙开战，总统麦金莱的智囊汉那对此表示反对，两人从此由盟友变成政敌，改变了美国政坛的格局。

总统最终下令开战，这场战争成为美国最受欢迎的战争，只有六分之一的军人参加了战斗，超过 20 万名志愿者从各地聚集到军营，等待上前线。美国只用 113 天就结束了战斗，从西班牙手中拿到关岛、菲律宾和波多黎各，加上对古巴的控制权。对于美国来说，这是一场稳操胜券的战争。

从独立战争、美法准战争、第二次美英战争、墨西哥战争到美西战争，美国完成了大国崛起之路，彻底将欧洲列强的势力赶出北美，兑现了门罗宣言关于欧洲列强不得干预美洲事务的誓言，从此美洲大陆再没有能够威胁美国的势力。

美西战事一起，海军部副部长罗斯福马上辞职，组建美国第一志愿骑兵团，在古巴冲锋陷阵，被提名为荣誉勋章候选人，但最终并没有获得勋章，原因是他的一封揭露部队中疾病流行的信被公开发表。美西战争中，美军只有 385 人战死，但有超过 2500 人死于黄热病，罗斯福就是因为揭发这个事实而得罪了人。直到 2001 年 6 月，死去 82 年的罗斯福才获得克林顿总统追授给他的这枚迟到的勋章。

美国陆军登陆古巴后，军中流行黄热病，这样一来美军只能继续待在古巴，直到黄热病得到控制，连寄往美国的信件都得消毒，各口岸也建立了隔离病房，隔离回国的军人。对于美国来说，古巴的战事必须尽快结束，否则会像当年法军一样，整个大军都被黄热病吞没。好在西班牙也没有能力扛下去，因为之前 4 年，有超过 1.6 万名西班牙军人患黄热病。

战事结束后，麦金莱总统派沃灵到哈瓦那，希望借助他清理孟菲斯的经验来清除哈瓦那的黄热病。在古巴调查了两周后，沃灵回到纽约，对整治哈瓦那很有信心，然而就在这时，他病倒了。

一位医生被叫到沃灵的卧室，诊断后沃灵抱怨道："医生，我必须起床，总统在等这份报告。"

"上校，您得了黄热病。"

24 小时后，沃灵死于黄热病。

美西战争开始后，密执安医学院的院长维克多·沃恩当即自愿参战，于 1898 年 6 月 27 日随军登陆古巴，在为罗斯福赢得荣誉奖章的圣地亚哥战役中，他和其他 11 名医生一共救治了 1600 多名伤病员。

有一天为所有伤员包扎完毕后，沃恩累得倒头便睡，却在熟睡中被人唤醒，跑到病房中一看，有人染上了黄热病。他们马上建立了临时黄热病医院，当天就住进 3 名病人，第二天增加到 30 人，到战争结束时，这家临时黄热病医院一共治疗了将近 1400 名病人。

第一例黄热病出现一周后，沃恩突然觉得后背剧痛，以至于难以行走。沃恩知道发生了什么事，他回到帐篷里躺下，拿起笔来给妻子写了一封信，告诉她自己将被派到古巴内陆执行任务，因此有一段时间她不会收到信，然后请有关部门不要公布自己的情况。办完这两件事后，他挣扎着来到一间黄热病病房，里面住着50多个病人，沃恩走到一张病床边，自己躺了上去。

为了安慰他，同事告诉他他患的是疟疾，但沃恩知道自己感染了黄热病，而且已经考虑到了最坏的后果。接下来的一周内，他的病情更加严重。但他还是靠着顽强的求生意志挺了过来。痊愈后，沃恩减少了60磅体重，而且极度衰弱。

上级原本计划把他送回美国，但沃恩坚持留下，认为自己已经具备了对黄热病的免疫力，更应该留在古巴。见无法说服他，上级只得以没有其他医生能够陪同其他黄热病患者乘船回美国为由，将沃恩骗回美国。可8月份刚在纽约上岸，他就发现一封早到好几天的医学总监的信，命令他重返古巴。

黄热病的流行，给了美国政府巨大的压力，军方以非常迟缓的速度，终于做出了反应：成立伤寒行动小组，研究军营中疾病流行的情况。沃恩算美国医学界有头有脸的人物，又有在古巴的经历，按理说应该是领导伤寒行动的最佳人选，但医学总监乔治·斯滕伯格并没有选他为组长，而是任命了沃尔特·里德。

1893 年，斯滕伯格就任医学总监，在华盛顿建立了陆军医学院，晋升里德为少校，出任陆军医学院细菌学教员，并接替毕林斯担任陆军医学博物馆馆长。里德和斯滕伯格一样是军医，长年在边疆各营地执行任务。除此之外，他和斯滕伯格一样不是一位单纯的医生，而是一位科学家，是 19 世纪末那一小撮美国科学精英中的一员。斯滕伯格认为，要彻底了解黄热病，不能靠临床医生，而要靠科学家。不仅要靠科学家，而且要靠具备军人气质的科学家。

里德正是这样的人。斯滕伯格慧眼识英雄，人类与黄热病终于到了决战时刻。

里德是弗吉尼亚人。弗吉尼亚出军人，但他的父亲是一位穷牧师，里德是最小的孩子，从小随父亲从一个穷教区搬到另外一个穷教区。内战的时候他的两个哥哥参军，其中一位丢了一条胳膊。

因为他的哥哥们也是弗大学生，弗州大学因此专门为里德开了先例，允许他 15 岁入学。一年以后里德向学校要求改学医学。当时最受欢迎的是艺术硕士学位，但里德家没钱，只能去攻读当时的冷门。学医有预科的要求，里德没有达到，因此学校拒绝了他的请求，但答应如果他能够通过医学学位考试，就让他毕业。接下来的 9 个月内，里德每天只睡 3 到 4 个小时，忘我地学习，最终通过考试，成为弗州大学历史上最年轻的医学毕业生，当年他只有 17 岁。

毕业后，里德来到纽约，在当时著名的教学医院贝尔维尤医院学习，获得了第二个医学学位，随后在纽约行医。当年，在医生这一行往上爬靠的是家里的关系。里德是穷牧师的孩子，而且还是南方人，很难在北方的医学界有所发展。在一次回北卡探亲时，他遇见了未来的妻子艾米莉，于是便回到南方寻找机会。

里德在南方也没有好的境遇，只好申请去当军医，最终他从 300 多名竞争对手中脱颖而出，成为最后被录取的 30 多人之一。其后十几年，他一直在各个营地当军医，妻子生了一儿一女，他们还收养了一个印第安小女孩。

就在里德随军四处奔波时，美国的医学界发生了翻天覆地的变化，师从科赫的威廉·韦尔奇来到刚刚成立的约翰·霍普金斯大学建立了研究室，从此美国有了真正的医学科研机构。1884 年，韦尔奇的实验室开始招人，威廉·奥斯勒、威廉·霍尔斯特德、西蒙·弗莱克斯纳，此外还有斯滕伯格亲自选拔的里德，这几位成为美国科研的一代精英。

里德并没有一直待在霍普金斯，而是再一次上前线，在和印第安人的战争中治疗伤病员，直到 1893 年才重新回到华盛顿，接着又在华盛顿和巴尔的摩之间奔波。

　　斯滕伯格给里德的命令是让他和沃恩、爱德华·莎士比亚共同调查美西战争之后的伤寒情况，里德之所以出任组长，是因为他长期待在军中，知道怎么对付那些军官。他们走访了各军营，提出新的消毒办法。伤寒行动结束后，沃恩回到了原来的生活，从医学大历史中消失，直到 1918 年大流感时才再次出现。可是里德却另担重任，一直在探索引起黄热病的元凶。

　　里德对于黄热病并不陌生，小时候他就听说过"黑呕吐医生"的事。内战期间，肯塔基的鲁克·布莱克本医生试图将黄热病病人的衣服运到北方各大城市传播黄热病，还计划污染纽约的饮水并焚烧城市。此计不成，他又将一车黄热病病人的衣服送给林肯，企图谋杀总统。战后，布莱克本并没有因此受到惩罚，还参与了 1878 年孟菲斯黄热病流行的防疫工作，后来被选为肯塔基州州长。

　　1900 年，49 岁的里德奉命抵达哈瓦那附近的哥伦比亚军营。里德是前来调查电子消毒法的效果的，调查结束后，便会返回华盛顿。

　　哥伦比亚军营是美军在古巴的医疗基地，离哈瓦那 6 英里，营地里修建了病房，并驻军将近 2000 人。在这里负责黄热病研究的是阿尔伯特·特鲁比医生。特鲁比在来此之前从没有见过一个黄热病病人，诊断完全靠本地的两名医生，其中之一便是芬利。

　　里德在特鲁比参加陆军医学博物馆考察委员会的入伍医学考试时见过他，这是他们第二次会面。

　　除了特鲁比之外，这里还有里德的好朋友、西古巴的主任军医杰弗逊·基恩，另外一名医生阿里斯蒂德·阿格拉蒙特在来古巴之前和里德共事。营地里还有一间微生物学实验室，负责人是 34 岁的杰西·拉齐尔医生。拉齐尔相信芬利的蚊子理论，让他感到高兴的是，里德似乎也相信这种理论。

种种迹象表明，这一年可能又是古巴的黄热病高发年。5月21日，医学总监斯滕伯格上书华盛顿，要求成立研究古巴黄热病的委员会。

1897年7月，《新英格兰医学杂志》发表了朱塞佩·圣阿雷利的论文，文中声称类黄疸杆菌是黄热病的真凶。对此斯滕伯格很沮丧，他一直以解决黄热病病原为己任，现在不仅被圣阿雷利抢先一步，而且病原竟然是自己发现的类黄疸杆菌。同时他又对这一结论十分怀疑，便下令里德和詹姆斯·卡罗尔展开调查。这件事还成了陆军和海军陆战队医疗系统之间争论的由头，因为后者支持圣阿雷利。

09　平静之中

5月底，黄热病又开始出现。6月21日，基恩前去看望一位患病的友人，他非常小心，一直待在病人的房间外面，可是5天后，他还是成为哥伦比亚军营第118号黄热病病人。

斯滕伯格马上任命里德为黄热病委员会主席，由他来挑选委员会的其他成员。

早在4月从古巴返回时，里德就成竹在胸。他选择的第一位成员和副手是卡罗尔，另外两名成员是阿格拉蒙特和拉齐尔。

这个选择永远地改变了四个人的生活。

卡罗尔出生在英国的一个蓝领家庭，比里德小3岁，他小时候的梦想是学工程，然后参军。14岁的时候卡罗尔陷入一场轰轰烈烈的恋爱，但以分手告终。怀着一颗破碎的心，他离家到了加拿大，到处做苦力，20岁时来到美国，成为一名美军士兵，24年后才变成军官。

卡罗尔在军队中开始学医，后来终于从马里兰大学毕业，然后申请去约翰·霍普金斯大学进修细菌学和病理学，成为里德的助手。因为长期当大头兵，他和里德是截然不同的两种人，也和军队的大多数医生不一样，在别人眼中显得粗鲁，但他在细菌学研究上能够把复杂的事情简单化，而且和里德的关系也不错。

32岁的阿格拉蒙特生在古巴，3岁时来的美国，被认为和很多古巴人一样对黄热病免疫。他和里德在约翰·霍普金斯大学相识，在里德手下干了几个月后被派往古巴。拉齐尔先后毕业于哥伦比亚大学和约翰·霍普金斯大学，毕业后赴欧洲，在巴斯德研究所学习，回国后成为约翰·霍普金斯大学临床实验室的第一任主任，美西战争开始后从军。

拉齐尔是阿格拉蒙特在哥伦比亚大学的同学，更重要的是，他是韦尔奇的学生，颇受韦尔奇器重。

组成黄热病委员会的四个人是美军细菌学的精英，他们各自的背景和经历使得他们成为一个非常好的组合，可以说缺一不可。

就在基恩去看望生病友人那天，里德和卡罗尔抵达古巴，在此之前，里德没有见过一名黄热病病人，因此基恩成为他的第一例患者。好在基恩的病情不严重，病情平稳后被送回美国。

里德到达哥伦比亚军营后，马上召集黄热病委员会其他成员开会，首先重复了医学总监的命令，除了调查黄热病外，也要调查包括疟疾在内的其他热带病。几位成员很受鼓舞，因为一旦查明黄热病病原，将是这个团体一件划时代的成就。

接着，里德开始分工。阿格拉蒙特去哈瓦那军队医院，因为他有免疫力，不怕黄热病。那里有的是死于黄热病的病人，他可以利用这个机会解剖尸体，并且继续类黄疸杆菌说的调查。其余三人待在哥伦比亚军营，卡罗尔准备组织培养，拉齐尔用显微镜进行观察，并继续关于蚊子的研究。

在动身前往古巴之前，里德对斯滕伯格提起蚊子说，被斯滕伯格一口否定，不过里德并没有彻底放弃，认为任何一种可能都值得研究。

没想到这一年的黄热病在郊区的流行很快结束了，没有新的黄热病病例，里德百无聊赖，便集中精力建设实验室。拉齐尔干脆把大部分时间用在蚊子研究上，他有很多机会深入疫区，每到一地，就把当地医院或病房里的蚊子抓回来，用黄热病病人的血喂养，记录观察到的情况。

这样的日子过得很慢，古巴正值雨季，每天下午下雨，弄得里德开始想家了。于是他便抽空去了一趟哈瓦那，看望儿子劳伦斯，他发现劳伦斯和自己相反，不爱研究，因此没有送他去大学。劳伦斯索性参军，被派到古巴，后来一直在军中服役42年，以少将军衔退役。拉齐尔也待得不耐烦了，计划10月份回国度假，看望家人。

在等待回国的日子里倒是有几件让人高兴的事，其中之一是来自英国利物浦热带医学院两位医生的来访，他们来调查黄热病是否由昆虫传播引起。6个月后，这两名医生在南非研究黄热病时染病，其中一位身亡。

就在里德准备返回美国，继续完成伤寒报告时，收到了阿格拉蒙特的一封电报。位于古巴最西部的军营出现异常情况，阿格拉蒙特奉命前去调查。那里的一名士兵死亡，初步诊断死于疟疾，但进行尸体解剖后没有发现疟原虫的迹象。阿格拉蒙特走访了军营医院，发现很多病人在发高烧，但医院根本没有采取任何隔离措施，便马上上报驻古巴主任军医，收到的指示是立即采取行动。

里德接到电报后立即动身，乘火车来到这里。他和阿格拉蒙特一起对军营的情况进行了调查，发现士兵的居住环境过于拥挤，而且军营里的医生也没有采取有效的消毒措施，从而导致疾病流行，他们把这一切上报给了医学总监。

<u>10</u> 叮一口

离开之前，里德注意到了一个奇怪的现象。有8名犯了军纪的士兵过去一段时间一直被关在禁闭室里，和外界没有任何接触，可到了6月底，其中2人死于黄热病，其余6个人和看守却没有任何得病的迹象，可见似乎有什么东西从禁闭室的铁栏钻了进来，引起了黄热病。

回到哥伦比亚军营后，里德马上与卡罗尔和拉齐尔商谈，决定让拉齐尔集中精力研究蚊子，卡罗尔和阿格拉蒙特继续组织培养和解剖尸体。里德则返回美国，因为莎士比亚医生突然死于心脏病，里德要回去帮助沃恩完成伤寒报告。6月30日，里德离开古巴。

这次会议还做出一个决定，就是进行人体试验。人类对抗疾病的历史上，从来没有停止过人体试验，琴纳的牛痘苗就是靠人体试验获得的成果，他甚至给自己10个月大的儿子感染天花，再先后6次给儿子接种牛痘苗，导致儿子身体和精神都出现了问题，于21岁去世。

人体试验在今天看来存在着严重的道德问题，但当时人们觉得很正常。不过在多数情况下都是医生们自己做志愿者的。1802年就有一位医生吞食病人的呕吐物，企图让自己得黄热病。芬利也用自己的身体进行了人体黄热病试验。

斯滕伯格在自己身上进行过多项试验，他和里德也曾于1895年利用几家孤儿院的孩子进行天花疫苗的试验。

对于黄热病委员会来说，人体试验不存在任何法律和道德问题，而且他们也不知道怎样才能在健康人身上引起黄热病。这么多年过去了，那么多研究都没能够提供答案，芬利的蚊子说已经问世了 20 年，却还是一种假说。里德等人对于能否解决黄热病没有一点把握，他们最乐观的估计是要花一到两年找到答案。

里德回美国后，黄热病委员会的几位成员突然觉得时间太充裕了，他们按照里德的指令分头干了起来。拉齐尔把实验室搬到哈瓦那后专程拜访了 65 岁的芬利，芬利给他提供了蚊子卵。拉齐尔详细了解了埃及斑蚊的生活习性，为人体试验做准备。

试验首先要有志愿者，阿格拉蒙特具备免疫力，卡罗尔一直待在哥伦比亚军营培养组织，能做志愿者的只有拉齐尔自己了。

8 月 11 日，拉齐尔和另外一名医生让吸过黄热病病人血液的蚊子叮咬了自己，但没有任何异常发生。他又在其他几位志愿者身上进行了试验，还是一无所获。拉齐尔灰心了，打算放弃蚊子研究。

8 月 23 日，拉齐尔写信给在美国待产的妻子，表达了自己的沮丧。两天后，他收到消息，得知妻子生下了一个女儿，心情变得好起来。

8 月 27 日，早上拉齐尔在哈瓦那的实验室里做实验，快到中午的时候，该做的事情已做完，因为打算赶回哥伦比亚军营，他不得不麻利点，否则在路上就要淋雨了。拉齐尔不打算把装了蚊子的玻璃管放回实验室，而是把它小心地包好后随身携带，他注意到有一只 12 天前吸了黄热病病人血液的雌蚊子拒绝饮血。

回到哥伦比亚军营，拉齐尔赶到实验室，卡罗尔照样在实验室里忙碌着，拉齐尔又观察了那只雌蚊子，告诉卡罗尔，这只不饮血的蚊子明天就会死去。卡罗尔挽起袖子，自愿供血。拉齐尔打开玻璃瓶，倒扣在卡罗尔胳膊上，但那只蚊子还是死死地贴在瓶壁上，卡罗尔非常耐心地将它弹下来，那只蚊子慢慢地叮进了他的胳膊。

卡罗尔对黄热病一直很有戒心，这次献血只是为了维持拉齐尔那只蚊子的生命，根本没有想到会被感染。

两天后，他们俩和阿格拉蒙特一起在哈瓦那的实验室里工作，那只蚊子已经恢复了健康，拉齐尔继续用黄热病病人的血液喂它。下午，三人乘马车离开，阿格拉蒙特半途下车，徒步往医院而去，拉齐尔和卡罗尔继续乘车回哥伦比亚军营，一路上卡罗尔显得很安静。

当天，卡罗尔和其他军官一起到海里游泳，海水很暖，卡罗尔却突然感到一阵寒凉，旁边的一位古巴医生脱口而出："黄热病！"

卡罗尔回敬道："别冒傻气，不可能的。"

拉齐尔闻讯后又惊又喜，喜的是他喂养的蚊子很可能引起了黄热病，惊的是染病的是他的同事。他赶紧通知了阿格拉蒙特。

阿格拉蒙特于次日赶到哥伦比亚军营，一进实验室就看到卡罗尔试图在显微镜下从自己的血中找到疟原虫，但是对于见过很多黄热病病人的阿格拉蒙特来说，卡罗尔的症状太典型了，而且他的症状发展得很快，被送进医院后体温达到40.65℃。他已经46岁了，对于40岁以上的病人来说，黄热病的致死率很高。

就在这一天，加勒比海陷入风暴，那个周末，大约8000人因此丧生。

卡罗尔如一片落叶，在暴风中飘零。

11　就是蚊子

　　拉齐尔还是信心不足，不敢相信是蚊子引起了卡罗尔的黄热病。他检查了一下自己的记录，发现被那只蚊子叮了之后，卡罗尔又走访了两家医院的黄热病病房，还到过解剖室。除此之外，还有其他几次接触黄热病的机会，因此根本无法下结论。

　　拉齐尔一边琢磨一边拿着一根玻璃管，打算把这根管子里的蚊子转移到另外一根中去，这时一名士兵拿着试验品走过来，拉齐尔开口打招呼。那名士兵似乎对他的试验很感兴趣，问道："医生，你还在做这种愚蠢的蚊子试验？"

　　拉齐尔继续折腾管子，答道："是的，你打算挨一口？"

　　这名士兵和其他人一样，根本就不相信这么小的东西能致病，答道："是的，我根本不在乎。"

　　拉齐尔问了一下情况，发现这名叫威廉·迪恩的士兵从来没有在热带居住过，过去两个月也从来没有离开过军营，是一个非常好的志愿者。他叫来阿格拉蒙特帮忙，用此人进行了试验。几天后，迪恩出现黄热病症状。

　　卡罗尔虽然一直高烧，但没有发生黑色呕吐，医护人员只给他吃流食。经过一个多星期，卡罗尔总算脱离了危险期。迪恩也恢复过来。

在此期间，里德每天得到报告，总算松了一口气，虽然还不能十分肯定蚊子会引起黄热病，但委员会决定不再让黄热病委员会成员参与人体试验，因为里德还在美国，阿格拉蒙特对黄热病的免疫力也只是推测，如果再有一名成员倒下，黄热病委员会就瘫痪了。

可是，拉齐尔心里另有主意。

9月13日，拉齐尔在哈瓦那医院的黄热病病房里，让自己喂养的一只蚊子吸取一名黄热病病人的血液。埃及斑蚊很敏感，拉齐尔小心翼翼地把管子放在病人的肚子上。

过了一阵，他听到一阵嗡嗡声，感觉胳膊被什么东西刺了进去，扭头一看，是一只蚊子飞过来吸血。拉齐尔想用管子扣住蚊子，但这样的话，正在吸病人血的那只蚊子就会停止。他决定不管胳膊上的蚊子，这只蚊子吸饱了血后，又飞走了。

在拉齐尔9月13日那一天的笔记里，并没有写下这名黄热病病人的名字，而只是称他为"豚鼠一号"。

接下来的几天内，拉齐尔的身体状况没有异常，他继续自己的蚊子试验，每天给卡罗尔和迪恩验血。但他渐渐丧失了食欲，试图借助工作忘掉头痛。9月18日，拉齐尔彻夜难以入睡，连夜把关于蚊子的研究资料整理好。次日早晨，他身上出现典型的黄热病症状，住进病房。

卡罗尔已经能够行动了，他艰难地来到拉齐尔的病房，被眼前的景象惊呆了。拉齐尔已经到了黑色呕吐前期，在意识丧失之前，他告诉卡罗尔和阿格拉蒙特那只飞来又飞走的蚊子的故事。

里德于9月20日收到消息，陷入深深的自责之中，因为他的助手相继被黄热病击倒，而他却远在安全的华府。

9月25日晚8点45分，拉齐尔死于黄热病，年仅34岁。

军方原本计划悄悄地安葬他，但同事们坚持拉齐尔应该享受最高规格的葬礼。全军营的人以及很多客人参加了葬礼，大家一概白衣，为拉齐尔送行。黄热病委员会只有卡罗尔一人在场，里德尚在华府，阿格拉蒙特在纽约公干。

拉齐尔的妻子一直不知道情况，一心盼着10月份丈夫回美国一家团聚。9月26日，她收到一封简短的电报：拉齐尔医生死于晚8时。10月4日，里德抵达哈瓦那。

和两个月前他离开此地时的情况截然不同，古巴的黄热病研究进入一个新阶段，代价是他的一位朋友兼助手的生命和另外一位朋友兼助手的健康。和里德一起回来的还有年轻的罗伯特·库克医生，他是负责古巴西部军营的医生，因为里德上次的调查差点丢了职位，是里德给了他第二次机会。

回到哥伦比亚军营后，里德马上去看望卡罗尔，尽管接触黄热病已经一个月了，卡罗尔的身体还是非常虚弱，而且患上了抑郁症。

接下来，里德便不知疲倦地整理材料，因为美国公共卫生学会定于10月23日举行年会，医学总监为里德安排了一场报告。整理完后，里德返回美国，在年会上宣读了在古巴的初步发现，医学总监马上将之送到费城医学杂志上发表。这篇论文批驳了圣阿雷利的细菌理论，指出蚊子是传播黄热病的中间宿主。

论文发表后，受到了不少指责，认为里德只有一例比较可靠的病例，就是迪恩，卡罗尔和拉齐尔都不应该计算在内，因为他们有很多接触黄热病病人的机会。里德也已经意识到了这一点，离开古巴之前，他获准花费1万美元修建一个蚊子研究基地，并将其命名为"拉齐尔军营"。

11月5日，里德三临古巴。

在离开期间，阿格拉蒙特已经为拉齐尔军营找好了地点，那里离黄热病医院和哥伦比亚军营不远，是阿格拉蒙特一位朋友的私产，以每月20美元的租金租给他们。

修建营地的同时，里德仔细地阅读了拉齐尔留下的日记。

拉齐尔留下两本日记。一本大的，还有一本小的。大的那本当古巴的黄热病研究结束后就从里德的办公室消失了，一直到50年后才重新出现。小的那本则迄今没有出现。

为什么？

因为里德在仔细研究拉齐尔的日记之后发现他并非如他所说是被那只飞来飞去的蚊子叮咬成黄热病的，而是有意让自己感染黄热病的，这是一种医学上的自杀行为。如果真是这样的话，拉齐尔的家属就不能拿到保险金。

里德和黄热病委员会的其他成员没有说出他们的猜测，而是做出一个决定，让这个秘密和他们一起被埋进坟墓。同时暗下决心，为了拉齐尔，也为了他们自己，必须找到答案。只有找到答案，才能够控制黄热病。

12 成功

鉴于天气转冷，蚊子越来越少，里德首先要解决蚊子饲养问题。他从美国国内订购了大批瓶子、管子和大量关于黄热病的书籍。到了晚上，大家按军中惯例开始玩牌时，里德时不时会喊起来："来看看1793年费城的黄热病是怎么回事吧。"于是大家只好放下牌，跟里德一起研读黄热病的历史。瓶子、管子到了以后，里德又派大家出去抓蚊子。

11月中旬的一天晚上，风暴光临古巴，里德收集的蚊子全被吹到了海里。大家劝他等一等，因为天气还会转热，蚊子还会多起来，但里德不愿意等，雨刚停，就叫大家一起出去找蚊卵。这群人从水中把蚊卵找回来，仔细地挑拣，然后培养。

风暴过去了，营地也建好了，为了确保不被污染，所有装备用品都原封不动地从美国直接运到拉齐尔军营。志愿者挑选得也很仔细，除了一个人外，都在30岁以下，不仅非常健康，而且愿意为科学做贡献。因为当时军队之中，死于疾病的人远远多于死于战场的，所以军人们认为参加对抗疾病的科研也是职责所在。

因为蚊子传播理论还没有得到证实，营地里另辟了一处房子专门用于志愿者和病人衣物接触，这里被封闭起来，不让蚊子进去，以便试验接触病人衣物和呕吐物是否能感染黄热病。库克医生和两名志愿者住进这里，两名志愿者各获得 100 美元的报酬，库克拒绝接受任何酬劳。

里德继续寻找适合参加试验的志愿者。一天早上他刚刚起床，发现门口站着两个人，一位是士兵约翰·基辛格，另外一位是退伍后留在军营工作的约翰·莫兰。莫兰留在军营，是希望挣够钱好上医学院，听说给里德做志愿者能挣不少钱，便打算报名。基辛格和他同屋，却力劝他无偿参加。两人一起来到里德面前，要求当志愿者，让里德非常感动。

其他的志愿者都是在营地里干活的新到古巴的移民，他们参加试验就能够获得 100 美元，如果染上黄热病的话还能再得 100 美元。军方与大家签署了合同，便开始试验。到 11 月底，每位志愿者都被吸食过黄热病病人血液的蚊子叮了一到两次，但没有一人被感染。

12 月 5 日，基辛格自愿第三次被蚊子叮，这次用 5 只不同的蚊子进行试验，其中至少有一只吸食过发病头三天的黄热病病人的血。3 天后，他突然发病，虽然死里逃生，但终身行动不便，而且还留下了精神问题。接下来的一周内，志愿者中又出现 3 例黄热病病人。

原来，时间是非常重要的。

这样一来，那些新移民志愿者全跑光了，哈瓦那谣言四起。住在封闭的消毒房中的库克等人更是处于精神崩溃的边缘，12 月 19 日不得不把他们换出来。最后，接触病人的几批志愿者中没有一例黄热病，证明仅是接触不能被传染。

还有一种蚊子接触对照试验，莫兰参加的就是此类，他和对照组的志愿者住在同一间房里，吃同样的食物，但只有他被蚊子咬，结果也只有他成为黄热病病人。

由于志愿者都是健康的年轻人，加上精心护理，所有感染黄热病的志愿者都恢复过来，没有出现一人死亡。

这一年的圣诞节，被里德形容为他一生中最快乐的一天，因为蚊子是黄热病的传播宿主终于被证实了。他和芬利等人共进圣诞晚餐。对于芬利来说这同样是一生中最快乐的一天，20年了，他的蚊子理论终于被证实。芬利也借此成为古巴最著名的医生，于1905年、1906年、1907年、1912年、1913年、1914年和1915年多次被提名诺贝尔奖。

接下来，里德向医学总监请求进行血液试验。蚊子这个传播途径被证实了，他要进一步证实病原存在于血液中，打算直接将病人的血液给健康人注射，看看会不会导致黄热病，获得批准。

第一名志愿者被注射了2毫升黄热病病人的血液，4天后得了不致命的黄热病。他的血液被抽出来，给第二名志愿者注射了1.5毫升，两天半后这名志愿者出现典型的黄热病症状。第三名志愿者被注射了0.5毫升刚刚死亡的黄热病病人的血液，两天后就发烧了。然后基辛格、莫兰和另外两名得过黄热病的志愿者也被注射了黄热病病人的血液，但无一人发病，证明他们已经具备了免疫力。里德决定再做一例后便停止人体试验，然后回美国，在实验室里分离病原。

1901年1月24日，22岁的约翰·安德鲁斯在实验室里非常忙碌，他的任务是饲养蚊子。就在这时，里德和卡罗尔走进来，一进实验室，两人就吵了起来，根本无视安德鲁斯的存在。

本来两周前就要开始的最后一例人体试验因为没有志愿者而一直拖着，最近的一系列试验表明，传播黄热病成功与否和时间很有关系，要在病人发病后的一定时间内进行试验，否则就无法造成感染。里德实在等得不耐烦，决定自己当志愿者。

但死里逃生的卡罗尔坚决反对，因为一来里德有很多接触黄热病的机会，即便被感染，也不容易证明是注射血液引起的；二来里德比其他志愿者大30岁，黄热病对年长者杀伤力很强，里德很可能会因此丧命。

里德愿意当志愿者，还有一个原因，就是为了验证芬利的另外一个理论。芬利认为蚊子可以把黄热病传给下一代。但里德被第二代蚊子叮了不少次，却一直没有出现黄热病症状。如果芬利对了，说明自己已经具备免疫力，再被注射的话也不会被感染，否则就能证明这一理论是错的。

两人争吵了半天，彼此都无法说服对方，里德甩手而去，决定第二天就进行试验。

第二天安德鲁斯来到实验室，里面只有卡罗尔。安德鲁斯要求替代里德当志愿者，卡罗尔拒绝了，因为要同时验证芬利的理论，只有里德具备条件。安德鲁斯告诉卡罗尔，为了养活蚊子，自己已被第二代蚊子叮过很多次了，用自己做试验也能一举两得。

里德来了后，卡罗尔先把安德鲁斯支走，劝说里德同意安德鲁斯代替他做志愿者。里德认真地问安德鲁斯是否知道自己在做什么，但对方态度十分坚决，说自己之所以愿意冒生命危险，就是为了保护行动的核心——里德。

当天中午，安德鲁斯被注射了1毫升黄热病病人血液，然后被送到观察室，到了那里后，他做的第一件事是给母亲写了一封信，骗她说自己被派到骑兵团，要深入古巴内地，今后3周内没有条件写信了。当天，安德鲁斯就感到头痛，3天后浑身发冷，接着就发起烧来，经过诊断，他患上了严重的黄热病。

里德又一次深深地内疚，因为病倒的原本应该是他。

11天后，安德鲁斯从鬼门关回来了。

但他的脊柱一直都有毛病，40年后，他全身瘫痪，在位于华府的陆军总医院的病床上度过余生。

这家医院的名字叫"沃尔特·里德"。

13　灭蚊

里德的血液试验证实了几个问题：病毒不仅存在于蚊子的血液中，也存在于人的血液中。这样就能解释为什么黄热病会在夏天反复流行，是人而不是蚊子使得黄热病病原得以长期保存。

1901年2月，在哈瓦那举行的泛美医学会议上，里德报告了试验结果，严谨地证明了埃及斑蚊是黄热病的传播媒体。这场报告受到空前的欢迎，报告厅里挤满了人，连外面的过道也站满了人。在美洲大陆横行200年的黄热病之谜终于被揭开，这次里德的报告受到与会专家和医生的一致赞赏。

黄热病的传播途径被发现，接下来就要行动了。负责哈瓦那卫生事宜的是少校军医威廉·戈加斯。戈加斯是南方人，投考西点军校被拒，才转而学医。他是里德的好朋友，跟里德在经历和性格上很相似，不同的是里德是医生从军，戈加斯则是军人学医。里德侧重于研究，戈加斯则注重实干。

戈加斯在哈瓦那组织的灭蚊行动是历史上最成功的卫生行动之一，他让军人们对所有的蚊子滋生地进行消毒处理，给池塘和河道里放进吃蚊子的鱼类，所有开放的蓄水物都要消毒或者盖上，并挨家挨户逐日检查，登记所有的储水用具，一旦发现蚊子卵就处以罚款。

这项行动受到当地人的强烈抵制，但戈加斯毫不动摇，行动开始半年之内，哈瓦那黄热病绝迹，1901 年的夏天，是哈瓦那无疾的夏天。

古巴的黄热病研究再次进入一个新的层次，胡安·吉特拉斯医生根据里德的理论提出了新的假说。他认为古巴的孩子不是天生具备黄热病免疫力的，而是因为得了温和的黄热病才获得了免疫力。因此他希望通过让人们得一场温和的黄热病以获得终身免疫。此外他还有另外一个假设，认为里德成功的关键在于志愿者只被蚊子叮了一次，才会得温和的黄热病。

但是，里德不同意这个假设，因为他的志愿者们都被蚊子多次叮咬。

吉特拉斯没有里德那么幸运，参与他试验的志愿者中有 3 人死于黄热病。其中一名是年轻的美国护士克拉拉·马斯。马斯只有 24 岁，她之所以参加试验，是希望获得终身免疫，以便更好地护理病人。马斯死于 1901 年 8 月 24 日，碰巧是拉齐尔在卡罗尔身上进行蚊子试验的一周年日。马斯先被蚊子叮了四次，没有任何问题，是第五次被叮时才致命的。

吉特拉斯的试验结果证明了有些蚊子携带的病毒是不致命的，有的病毒则是致命的。

马斯之死，使得反对人体试验的呼声占了上风，加上哈瓦那的黄热病不再存在，军方便终止了哈瓦那黄热病行动。

马斯死后一周，卡罗尔重返古巴。

从黄热病行动接近尾声开始，卡罗尔对里德的不满就越来越严重，因为光环都集中在里德一个人身上，让卡罗尔很是嫉妒。这次回古巴，他是为了找到黄热病的病原。

　　拉齐尔军营已经关闭了，卡罗尔就在医院设立了实验室，和吉特拉斯合作，他们将病人的血液过滤后再给志愿者注射，导致了黄热病。这个试验证明黄热病的病原不是细菌，因为细菌不能通过滤膜。虽然当时还没有病毒的概念，但卡罗尔实际上是第一位分离到人类病毒的人。

　　1901年9月5日，里德奉命来到纽约州的水牛城，作为陆军医学部的官方代表参加美国公共卫生协会的年会，这场年会的主题是黄热病，里德为此做了充分的准备，没想到出现了意外。

　　次日，麦金莱总统遇刺。

　　借着美西战争的胜利，麦金莱与罗斯福搭档，在1900年总统大选中大胜。

　　1901年9月，泛美博览会在水牛城举行，麦金莱也来到这里，他的日程包括接受总统日这个荣誉、讲演、看一下大瀑布，剩下的事情就是和群众握手。握手是美国政客的日常生活，可是没想到这次握手，遇见了一位历史上最守秩序的刺客。

　　这位刺客叫利昂·乔尔戈斯，是个波兰移民。此人本来很正常，可就在这年突然接受了无政府主义思想，还专程到芝加哥去见美国无政府主义头目，受了一番教诲后打算有所行动。按照无政府主义的观点，社会越没人管越好，把总统杀了是实现无政府的第一步。

　　麦金莱的日程在报上一登出，乔尔戈斯便早早来到水牛城，租房子先住下。9月5日，也就是里德抵达的这天他准备动手，到了会场发现人山人海，一共有5万多人在场。他一看等总统握手的队那么长，估计轮不到自己，只好回去了。

　　第二天乔尔戈斯早早来排队，用厚厚的纱布把一只手绑上，装成受伤的样子，里面藏着一只手枪。轮到他了，麦金莱一看，这人有伤，马上做出十分关心的样子伸出手来，却收到两颗子弹。

麦金莱曾在战场上出生入死，要是冷不防冲出一个刺客，他也许能闪开，可万万没有想到天底下还有排长队按部就班来行刺的，结果乔尔戈斯一枪打中他的胸部，一枪打中肚子。医生马上开刀，把胸部的子弹取了出来，可是没找到腹部的子弹，吸取加菲尔德总统遇刺后感染而死的教训，医生决定先把伤口缝合起来。

总统就在本地遇刺，所有事情乱作一团，公共卫生学会的年会只能先拖延着。

总统的伤势开始还很稳定，没有出现感染，但不久就恶化起来，因为第二颗子弹在体内引起溃烂，总统没有挺过去，于 9 月 14 日去世。副总统罗斯福继任，成为美国历史上最年轻的总统。

<u>14</u>　为某件事而生

　　这件事告一段落之后，公共卫生学会的年会才得以举行。9月16日大会开幕，主席首先表彰了沃灵和拉齐尔，然后由里德做报告。报告刚结束，马上就有人站起来反对。这个人是刚刚从麦金莱葬礼上赶回来的御医尤金·沃斯代恩。

　　沃斯代恩是美国的名医，在黄热病问题上，他是圣阿雷利的支持者，曾被麦金莱任命为验证圣阿雷利理论的委员会成员，他也是为总统开刀的医生之一。

　　总统术后死亡，已经让沃斯代恩很没面子了，事后的尸检结果更让他颜面扫地，因为他认为刺客的子弹是有毒的，总统因为中毒而死亡，事后证明不是那么回事。沃斯代恩在这种纠结的心情中参加了公共卫生学会的年会，却听到里德否定圣阿雷利，因此将所有的怒气都发了出来。

　　沃斯代恩和里德在会议上唇枪舌剑，除了蚊子的问题，还争论了几十年来一直存在的防疫措施问题。沃斯代恩支持细菌说，正好符合海军陆战队医疗系统和南方各城市的隔离观点，里德的蚊子说则支持陆军医疗系统和北方各界的卫生观点，牵扯到这些层面，就更无法有结论了。

这次会议之后，沃斯代恩没过多久就出现精神症状，于1911年死在精神病院。斯滕伯格在这一年退休，里德的朋友们则支持里德出任医学总监，可是因为政治斗争的原因，里德连最后名单都没有进去。

1902年的诺贝尔生理学或医学奖授予发现了疟疾和蚊子之间联系的罗纳德·罗斯爵士，根据这个趋势，大家相信里德获得诺贝尔奖是早晚的事，因为里德在医学上的贡献和罗斯不相上下。但是，遗憾的是：诺贝尔奖不授予死去的人。

进入1902年后，51岁的里德突然快速衰老起来，精神大不如前，看起来像一位六七十岁的老人。

11月2日，里德终于病倒了，被诊断为阑尾炎。医生们认为，第一次到古巴时，里德就有阑尾炎，古巴紧张的工作和巨大的压力，彻底毁坏了他的健康。医生们为里德做了手术，手术中发现存在旧有的炎症。里德术后身体状况很不好，还出现了感染症状。11月23日，里德病故。

11月25日，里德下葬阿灵顿国家公墓，葬礼上冠盖云集，韦尔奇率领门下弟子来为里德送行，到场的还有很多里德在军中的故旧和属下，包括后来以准将衔领导沃尔特·里德医学研究所的阿尔伯特·特鲁比。里德的妻子因伤心过度无法到场，他儿子劳伦斯驻守费城，只收到简短的电报：你父亲今天去世。

两个月后劳伦斯才获悉父亲逝世的详情。他知道，父亲把生命的全部光芒都贡献给了哈瓦那黄热病行动。

里德身后获得盛赞，被誉为"让人类获得控制黄热病能力的人"。陆军医学院改名为"沃尔特·里德陆军医学研究所"，医学总监图书馆改名为国立医学图书馆。1951年，里德100周年诞辰，这几家机构合并为"沃尔特·里德陆军医学中心"。近年来，陆军医学中心又和海军医学中心合并，更名为"沃尔特·里德国立军事医学研究中心"。

有些人是为了某件事而生的，当他们的使命完成后，他们的人生就结束了。

沃尔特·里德正是这样的人。

卡罗尔回到美国后，斯滕伯格答应晋升他为少校，但被上峰否决了，直到1907年，国会特别提案才晋升他为少校。就在这一年，因为得过黄热病，他开始出现心脏病症状，于1907年9月23日死于心脏病。

阿格拉蒙特决定留在古巴，在哈瓦那大学教书，后来回到美国，任新奥尔良的路易斯安那州立大学热带医学教授。1929年，国会通过特别提案，授予里德、拉齐尔、卡罗尔和阿格拉蒙特以最高荣誉勋章，阿格拉蒙特是四人中唯一到场之人。1931年，阿格拉蒙特去世。

1904年，成功地将黄热病在哈瓦那清除的威廉·戈加斯受命前往巴拿马。

巴拿马是美洲大陆最狭窄处，当年巴尔沃亚带着皮萨罗等人就是通过这里从大西洋走到太平洋，成为见到太平洋的第一批欧洲人。美国西部刚刚开拓之时，从东部到加州，最快的办法是从纽约上船，到巴拿马后像巴尔沃亚那样走到太平洋，然后再坐船。在巴拿马建造一条人工运河，就能够将两大洋连在一起，大大地推动海上贸易。

1881年开始，法国着手开凿巴拿马运河。

由成功建造苏伊士运河的费迪南·德雷赛布负责，巴拿马运河计划本来应该一帆风顺，可让法国人没有料到的意外出现了：黄热病和疟疾开始肆虐。

工程一开始，生病的人就一直维持在30%左右，最严重时1.9万名工人病倒了 7000 人。1889 年，法国人不得不中断巴拿马运河计划，至此大约有 3 万人死于疾病。

美西战争的胜利，使美国开始真正走上大国之路，美洲的一切要由美国来做主，巴拿马运河也由美国接手继续修建。为了不重蹈法国人的覆辙，罗斯福总统命令戈加斯将哈瓦那的经验移植到巴拿马。

但是，隔离和灭蚊之争还在继续，支持隔离的势力很大，他们坚决要求终止戈加斯的任命，就连后来出任总统的战争部长的塔夫托也出面请总统收回成命。

在这种情况下，罗斯福动摇了。这时，一位医生朋友进言："你必须在新方法和旧方法之间做出选择。"

总统坚持了最初的选择，戈加斯用同样的办法再一次取得成功。1914 年，第一艘船通过巴拿马运河时，他已经基本消灭了巴拿马的蚊子，和法国实施工程时 30% 的高发病率相比，美国主持的整个施工计划期间只有 2% 的人员因病住院。

1908 年，戈加斯被选为美国医学协会主席，然后出任医学总监，在 1918 年大流感中和韦尔奇、沃恩等人一起承担防疫重任。

此后，戈加斯的注意力便集中在全球灭蚊上。1920 年，戈加斯前往非洲进行黄热病研究，中途在伦敦停留，英王乔治五世准备为他封爵。就在封爵典礼之前，戈加斯突然中风，住进伦敦医院，乔治五世亲临病房，封他为爵士。四周后，威廉·戈加斯爵士去世。

一代人悄悄隐去了，但围绕黄热病的争论还没有结束，还会有人用生命做出回答。

15 回到非洲

1928 年，病毒学的知识终于积累到了能出专著的时候。毕业于约翰·霍普金斯大学的托马斯·里弗斯出版了《过滤性病毒》一书，标志着病毒学学科的建立。

1924 年，理查德·萧普从医学院来到位于普林斯顿的洛克菲勒研究所从事结核病的研究，师从保罗·刘易斯。

刘易斯才华横溢，曾发现脊髓灰质炎病毒，是 1918 年大流感防疫的主力之一。此时他的兴趣在猪霍乱上，萧普恰好来自猪存栏数最多的艾奥瓦州乡下，对猪很熟悉。1928 年刘易斯派萧普回到家乡调查猪霍乱。在研究猪霍乱的时候他们了解到 1918 年大流感的时候猪也患了流感，两人因此决定研究流感，并取得了一些进展。

但是，黄热病打断了他们。

"只有蚊子能够救尼日利亚，只有蚊子能够救南非，只有蚊子能够救非洲，只有疟疾能够救非洲，只有黄热病能够救非洲。"

这是一首非洲童谣，在奴隶贸易猖獗的殖民年代，非洲人把自由的希望寄托在蚊子身上，用疟疾和黄热病作为自己的武器。

非洲是传染病的发源地，人类大部分的传染病都源自非洲，黄热病也不例外。蚊子作为传播宿主被确定后，黄热病在美洲流行的原因也就清楚了：奴隶被从非洲运到美洲，于是黄热病也随之而来，加勒比海是奴隶贸易的中转站，所以黄热病流行最厉害。黑人之所以对黄热病具备一定的免疫力，是因为第一代黑奴在非洲时已经得过黄热病了。

欧洲的科学家一直在非洲进行黄热病研究，他们发现非洲人黄热病感染率很高，5000人的村镇就有1000人在一年内得过黄热病，但非洲从来没有出现黄热病大流行，说明黄热病在非洲就像天花在欧洲、亚洲一样，不断地感染没有免疫力的人群，使得多数人具备了免疫力。

进入20世纪后，随着综合国力的迅速上升，美国科学技术水平也迅速提高，医学终于成为职业，科学成为思想的中心，细菌学家变成了微生物学家。

韦尔奇在约翰·霍普金斯大学建立的现代化研究基地开美国本土科学研究的先河，聚集了一批美国科学精英，里德就是其中之一。

1904年，洛克菲勒研究所建成第一间实验室。洛克菲勒研究所和约翰·霍普金斯大学不同，它没有拷贝欧洲的研究机构，有财大气粗的洛克菲勒基金会作为后盾，它敢于迎接一切挑战，也能够用最先进的设备和最优厚的条件笼络顶尖的人才。30年间，洛克菲勒基金会投入1400万美元，试图在全球消灭黄热病。

美国人也意识到消灭黄热病，不能只将眼光放在美洲，而必须回到非洲这个黄热病的摇篮。于是一批科学精英远征非洲，到尼日利亚研究黄热病，其中包括66岁的戈加斯，可惜戈加斯出师未捷身先死，途经伦敦时心脏病发作而死。

1927年，包括洛克菲勒基金会在内的几家机构又组织一批医生来到尼日利亚，其中就有1920年来到这里进行黄热病研究的英国医生奥尔德林·招斯。

　　在非洲，招斯用猴子做黄热病的实验，让埃及斑蚊去叮咬猴子，此外还将黄热病病人的血给猴子、狨猴、豚鼠等实验动物注射。可是实验结果相互矛盾，科学家们渐渐感到失望。

　　就在这时，他们得到消息，加纳出现黄热病，便马上赶到那里，发现一对欧洲夫妻和一名叫阿斯比的28岁黑人患了黄热病。医生从他们身上采取了血样，回来后给实验动物注射。被注射的猴子是一只刚刚从亚洲运来的恒河猴，标号为恒河253 - A。

　　之所以用恒河猴，是因为科学家发现非洲的猴子似乎对黄热病具备免疫力。几天后恒河253 - A开始生病，很快就死去了。招斯进行尸体解剖时，发现了典型的黄热病症状。他们又把恒河253 - A的血液给另外一只恒河猴253 - B注射，恒河253 - B很快也死于黄热病。

　　西非的黄热病研究终于出现了曙光。

<u>16</u>　前赴后继

招斯等人将猴子的血液过滤，和卡罗尔一样，他们没有发现细菌病原，看来黄热病是一种病毒病。

接着他们用死于黄热病的猴子血液喂养蚊子，再让蚊子去叮咬健康的猴子，健康的猴子也出现了黄热病症状。这样就可以解释黄热病在自然界存在的原因：由于猴子的存在，非洲丛林成为黄热病的栖息地。很可能黄热的病原本来就是一种猴子病毒，在很久以前经过某种变异后感染了人类，成为能够同时感染人和猴的病毒，加上蚊子这个无处不在的传播媒介，不断地威胁人类。

1935 年，美国医生弗雷德·索珀证明猴子和蚊子一样，也能成为黄热病的中间宿主，这种黄热病被称为丛林黄热病。

西非的研究结果传到美国，在洛克菲勒研究所里引起了巨大反响，因为研究所一位知名的科学家刚刚发表了论文，认为螺旋菌是黄热病的病原，这篇论文和招斯的实验结果恰恰相反。

发表这篇论文的科学家是一个日本人，叫野口英世。他出身贫苦，曾在北里研究所工作，但因为出身不正而备受歧视。野口在里德的同门洛克菲勒研究所所长西蒙·弗莱克斯纳访日时受到鼓舞，只身来到美国投奔他。1911 年野口因为成功地培养出梅毒螺旋体而名扬世界，

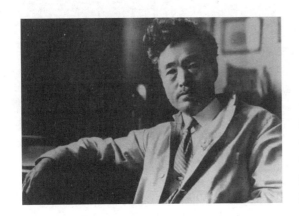

发表这篇论文的科学家是
一个日本人，叫野口英世。
他出身贫苦，曾在北里研
究所工作，但因为出身不
正而备受歧视。

1913 年获得诺贝尔奖提名后，还多次获得提名，是洛克菲勒研究所的
一名精英。

　　野口英世成名之后，曾经回日本探亲，受到举国民众的欢迎，却依
然被日本医学界冷落，因此至死他也没有回国报效。野口英世在科研
上很有天分，但他是一个独来独往的人，总是一个人做实验，当然成
果也由他一个人占有，研究所的同事对这一点很有看法。螺旋菌一说
问世后，在美国又掀起了细菌说和非细菌说以及隔离和灭蚊的大争论，
虽然里德已经去世 20 多年了，但陆军医学中心绝不容许他人质疑里德
的发现，年老的阿格拉蒙特带头质疑野口英世的结果，正在这时，西
非黄热病研究的结果传来，野口英世成了众矢之的。

　　野口英世决定亲赴西非，证明自己的结论。就在他准备启程之时，
西非那边又传来消息，招斯得了黄热病。

　　招斯做动物实验时从来不戴手套，手上常常被猴子抓伤，结果被传
染了黄热病。招斯很快出现呕吐症状，住进了医院。在这种情况下，

他还想着科研，让同事们拿他做试验，一共让200只蚊子叮咬他。1927年9月19日，招斯死于黄热病，也用自己的生命证明了黄热病可以通过皮肤的伤口传播。

两个月后，野口英世抵达尼日利亚，因为没有新的黄热病病例，他只能使用从阿斯比和招斯身上抽取的血液做试验。他还是独自做实验。

其后6个月内，他一共用了1200只猴子，花费了将近2万美元，这在当时算是一笔巨款。在给纽约的催款电报中，野口英世声称："我的工作是革命性的，将要颠覆关于黄热病的所有旧观点。"

1928年5月，野口英世准备回美国。在西非工作的其他医生发现他的实验结果十分混乱，而野口英世声称他不和不太聪明的人讨论，准备到另一间实验室去对照一下实验结果。回到住处后他开始发病，出现了典型的黄热病症状，已有黑色呕吐、晕厥、咬自己舌头等现象，最后肾脏衰竭。

1928年5月20日，野口英世死于黄热病。

西非黄热病行动的负责人比尤瓦克和英国医生威廉·杨来到野口英世的实验室，发现几只猴子死在笼子里。为了安全起见，他们杀死了所有的猴子。但他们还发现屋子里飞着逃出的埃及斑蚊，对此他们无能为力。

野口英世死后10天，威廉·杨也死于黄热病，据分析是在野口英世的实验室内被蚊子叮咬而被感染的。

野口英世的死讯导致谣言四起，人们说他是因为再次出现错误而自杀的，之所以说再次，是因为不久之前，野口英世声称在北美印第安人眼中分离到了沙眼病原菌，这种病菌能在猕猴眼结膜上引起类似人类沙眼的颗粒性病变，他称之为颗粒杆菌。

　　沙眼是一种非常古老的疾病，公元前 1500 年古埃及的纸草书中就有记载。更有人认为根据《黄帝内经》，公元前2600年中国已有此病。沙眼危害巨大，自现代微生物学创立始，便极受重视，但关于沙眼病原 70 年间始终没有定论，成为微生物学界的一个老大难问题。

　　1887 年，科赫从一名埃及沙眼病人眼中分离出一株杆菌，宣布发现了沙眼的病原，开始了沙眼细菌病原说。但该杆菌很快被证明是引起埃及流行的另外一种病——眼结膜炎的罪魁祸首而并非沙眼病原菌。之后几十年中，30 多种细菌曾被冠以沙眼病原，又被一一否决了。

　　微生物界很多人对野口英世找到的沙眼病原菌表示怀疑，其中包括在哈佛医学院细菌系进修的一名年轻的中国科学家汤飞凡，这些细菌学家用野口英世的方法反复进行了试验，却无法得到相同的结果。

　　连续两次失败，特别是在西非耗资巨大的黄热病实验，让野口英世面临身败名裂的处境，他死前的最后一句话是：我不明白。

17 疫苗的代价

洛克菲勒研究所决定派人继续进行黄热病研究。弗莱克斯纳支持野口英世的细菌说，决定在巴西设立研究基地，彻底搞清黄热病的病原。年轻的萧普自愿要求前往。但弗莱克斯纳不同意，因为此去要冒生命危险，萧普才27岁，不仅有位年轻的妻子，还有一个刚刚出生的儿子。

萧普的导师保罗·刘易斯也要求前往。刘易斯正处于科研上的停滞期，决定到巴西去开拓新的天地。弗莱克斯纳起初还是不同意。但在刘易斯的坚持下，弗莱克斯纳妥协了。

5个月后，1929年6月30日，星期日，一封没有署名的电报传到洛克菲勒研究所：刘易斯博士死于黄热病。根据萧普了解，刘易斯很可能是吸了一支含有黄热病病毒的香烟而死。

1930年，参加洛克菲勒基金会黄热病项目的西奥多·海恩在西非死于黄热病，年仅32岁。

招斯、野口英世、杨、刘易斯、海恩，参加洛克菲勒基金会黄热病研究项目的科学家一共有5人死于黄热病，而整个计划中接触黄热病的科学家和技术员总数只有32人。

明知可能送命，但洛克菲勒基金会的科学家无人退缩，前赴后继。

微生物学正是因为他们而伟大。

1929年，汤飞凡回到上海，任中央大学医学院细菌系副教授。他继续在哈佛的研究，用严格的实验证明了野口英世的颗粒杆菌不是沙眼的真凶。这样一来引起了洛克菲勒研究所的不满和反驳，一时间山雨欲来风满楼。

出身清苦的汤飞凡并不畏惧，1932年，中央大学医学院独立，改名为国立上海医学院，汤飞凡升正教授，同时受聘为英国在上海设立的雷氏德研究所细菌系主任，这样便可以利用该所齐全的设备进行复杂的实验。他花了3年时间，进行了一系列实验，还曾把颗粒杆菌接种到自己的眼中，最终于1935年发表论文，彻底推翻了沙眼病的细菌说。

汤飞凡离开哈佛回国报效时，他的一位同事马克斯·蒂勒也离开哈佛医学院，去了洛克菲勒研究所。矮小的马克斯·蒂勒的父母是瑞典人，但他生在南非，父亲是一位细菌学家，送他去皇家医学院和伦敦热带医学和卫生学学院就读，但他没有获得博士学位，每当人们称他博士时，他总是不厌其烦地纠正。这样做并非出于不好意思，而是因为他认为人才不是教育出来的。

1922年，他就职于哈佛医学院，和汤飞凡等人共事，开始对病毒学研究产生兴趣。1929年夏，蒂勒的老板度假去了，他决定按自己的思路做实验。当时黄热病研究都用猴子做实验动物，但一只猴子要15美元，于是蒂勒决定用耗子代替，因为一只耗子才几美分。

首先，他将带有黄热病病毒的肝细胞植入耗子的脑子里，耗子虽没有出现黄热病，但死于脑炎。接下来，他又将带有黄热病病毒的血液注射到耗子的腹腔里，耗子没有出现任何问题。蒂勒取出耗子的血液，买了三只恒河猴，给它们注射耗子血，第一只猴子死于黄热病，第二只猴子出现黄热病症状但恢复了过来，第三只猴子一点问题都没有。

最终，他分离出了黄热病病毒。

蒂勒采用的办法和 100 多年前琴纳所做的牛痘实验有异曲同工之
处，他证明了研制黄热病疫苗的可行性，这一发现引起了 1926 年出任
洛克菲勒基金会西非黄热病研究项目负责人的威尔伯·索耶的关注。
索耶毕业于哈佛，1928 年洛克菲勒研究所建立黄热病实验室，他出任
主任。他给蒂勒开出的条件是工资翻番，蒂勒接受了。

当时研究黄热病是非常危险的，蒂勒也于 1929 年感染黄热病，好
在恢复了过来。在索耶手下，他开始研究黄热病疫苗，供研究人员接
种。他用耗子脑部组织和黄热病病人血液混合制成疫苗，给研究疟疾
的布鲁斯·威尔斯接种，威尔斯没有出现黄热病症状，但具备了对黄
热病的免疫力。

成功之后，他们开始研制大批量的安全疫苗。因为在先前的实验中
出现副作用，他们放弃耗子，用猴子做实验动物。他们选用阿斯比毒
株，先用猴子胚胎，后来用鸡胚，经过 17 次实验，在鸡胚中制备出有
效的疫苗，但这种疫苗还需要加入 10% 的正常人血清。

1941 年，美国已经处在战争的边缘。历史上历次战争，美军死于
疾病的人数远远多于战死者。因此军方委托索耶负责大规模疫苗生产，
他和蒂勒希望能够研制出不用添加人血清的黄热病疫苗，但是没有时
间了。美国参战后，肯定远征非洲，索耶别无选择，必须采用现有的
疫苗。对此，蒂勒表示反对，他警告索耶，这样做很可能引起另一场
灾难。

1941 年夏天，军队开始接种黄热病疫苗，到 1942 年，一共 700 万
份黄热病疫苗被接种给美国陆军、海军和英军，很快军中开始流行肝
炎，还有人出现头痛、恶心等症状。原因很快查清了，制备黄热病疫

苗时采集了几百人的血液，其中2%的人患有肝炎，造成40万份疫苗被污染，超过30万军人感染了乙型肝炎，5万人生病，84人死亡，这场事故被称为"洛克菲勒病"。索耶对此负全部责任。这场事故所换来的，是二战时美军中没有出现黄热病。

1951年10月15日，蒂勒因为发明黄热病疫苗而获得诺贝尔生理学或医学奖，他是唯一一位因为研究黄热病而获得诺贝尔奖的科学家。多数人认为，索耶应该和他分享这一奖项，但是洛克菲勒病对于索耶来说太沉重了。

将近一个月后，1951年11月12日，索耶死于心脏衰竭。

尽管黄热病病毒被发现，黄热病疫苗也问世了，可科学家始终没有找到治疗黄热病的方法。由于丛林黄热病的存在，无法像对付天花那样靠全球免疫的办法灭绝黄热病，因此科学家想出了解决问题的折中办法：灭蚊。只要杀光埃及斑蚊，就不会有黄热病了。

有戈加斯在哈瓦那和巴拿马成功的先例，科学家们信心十足，美国国会拨出专门款项，用于在西半球范围内灭蚊。1947 年，泛美卫生组织开始行动。除了消灭蚊子滋生地之外，也用飞机喷洒二氯二苯三氯乙烷（DDT）以杀死成年蚊子。1962 年，美洲 21 个国家宣布无埃及斑蚊。消灭黄热病行动眼看就要大功告成。

问题就在这时出现了，灭蚊专家到美国国会作证，提出拨下的款不够，花光了钱也只能完成预定计划的一半。

就在这时，雷切尔·卡森于1962年出版了畅销书《寂静的春天》，讲述人类对于地球的生态破坏状况，其中列举 DDT 的危害，引起了公众的注意。1972 年，国会禁止使用 DDT，在此之前，灭蚊行动已经终止了。

卡森在书中做出准确的预言，即便继续灭蚊，也无法达到消灭黄热病的目的，因为蚊子会产生抗药性。实验证明，花 7 年时间，就能衍生出具有抗药性的蚊子，不仅 DDT 如此，其他杀虫剂也一样。美洲灭蚊行动成为科学史上的失败性决策之一。

之后黄热病沉寂了很长一段时间，

20 世纪 80 年代开始，世界卫生组织提高对黄热病的预警，只要有一例黄热病就算流行。33 个非洲国家和 9 个南美国家存在黄热病，每年有 200 万人感染黄热病，但真正感染的数字在 10 倍到 250 倍以上。

1996 年之前，美国没有出现过黄热病。从 1996 年开始，又相继出现了几例黄热病，患者都曾去过亚马孙地区旅行。

原来具备免疫力的人们不再具备免疫力，用杀虫剂筛选出来的新一代蚊子已经出现很大的变异，现在全球几乎所有的人都是黄热病的易感人群，一旦出现流行，会很快蔓延。

对付黄热病，目前只能靠疫苗，去非洲和南美这种有可能接触黄热病的地区一定要接种疫苗。但是，黄热病疫苗的需求量很小，世界各国都不具备大规模生产的能力，如果出现黄热病大流行，需要一段时间才能生产出足够的疫苗，很难在早期加以控制。

黄热病对于现代人来说，是一种过去的传染病，但是它依旧存在着，是当代社会一颗威力极大的定时炸弹。唯一无法确定的是，它究竟会在什么时候被引爆。